Hofele

Richtig einkaufen

Cholesterin

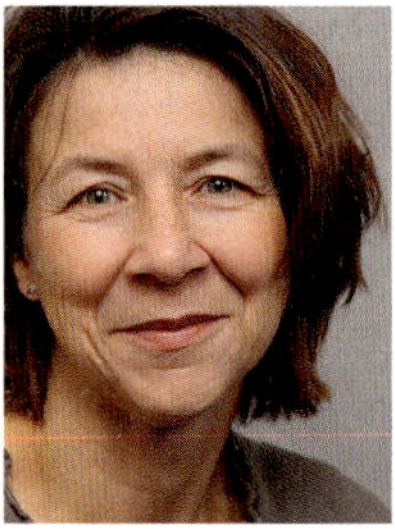

Karin Hofele ist Diplom-Oecotrophologin mit Studium an der Technischen Universität München. Nach mehrjähriger Beratungstätigkeit in ihrem Fachgebiet Ernährung arbeitet sie heute als freie Journalistin und Buchautorin mit den Themen Ernährung und Gesundheit.

Dipl. oec. troph. Karin Hofele

Richtig einkaufen

Cholesterin

Für Sie bewertet: Über 800 Fertigprodukte und Lebensmittel

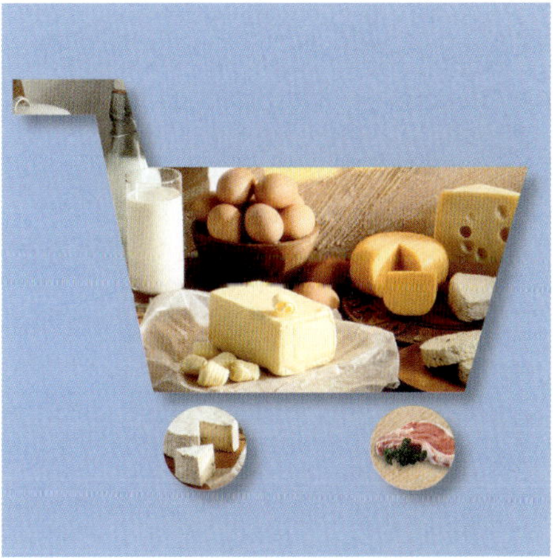

TRIAS

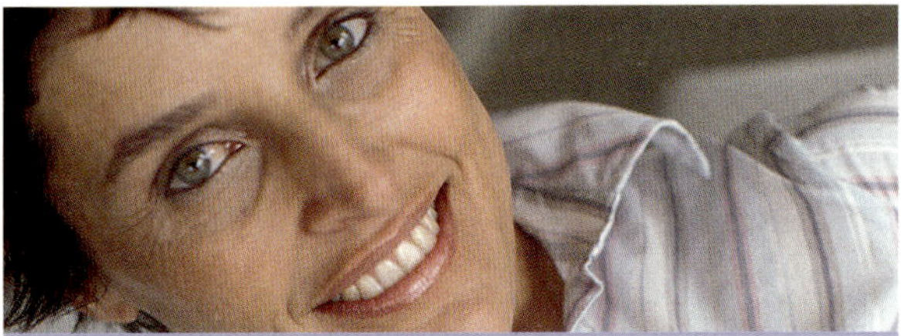

Die Erkrankung

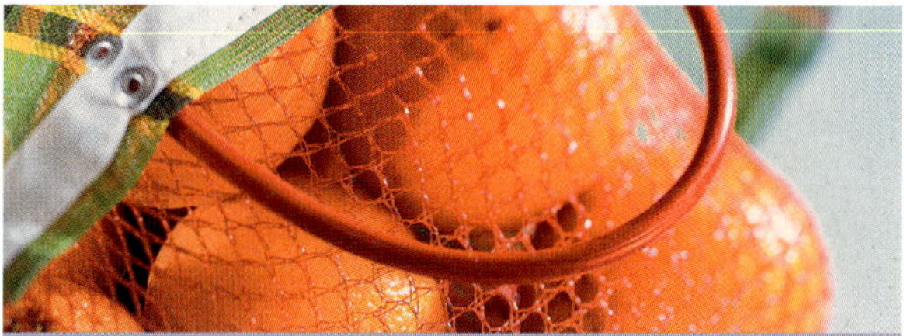

Einkaufs-Tabellen

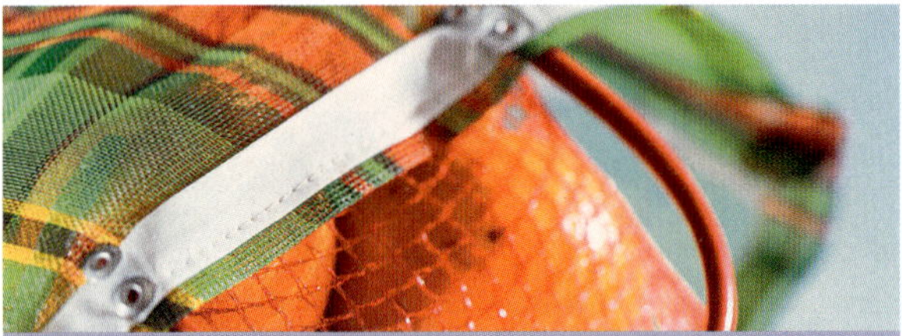

Einkaufs-Tabellen

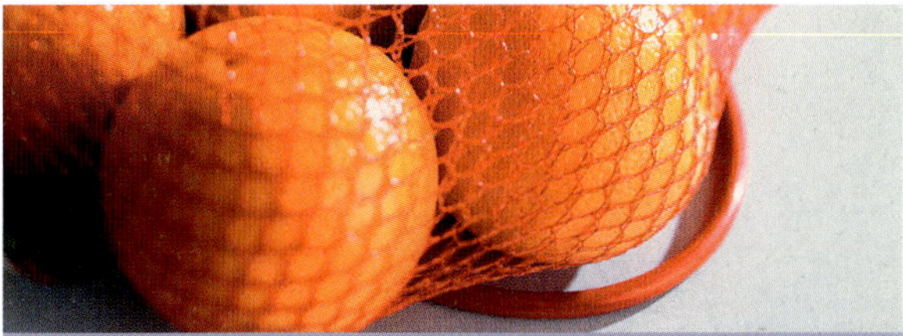

Einkaufs-Tabellen

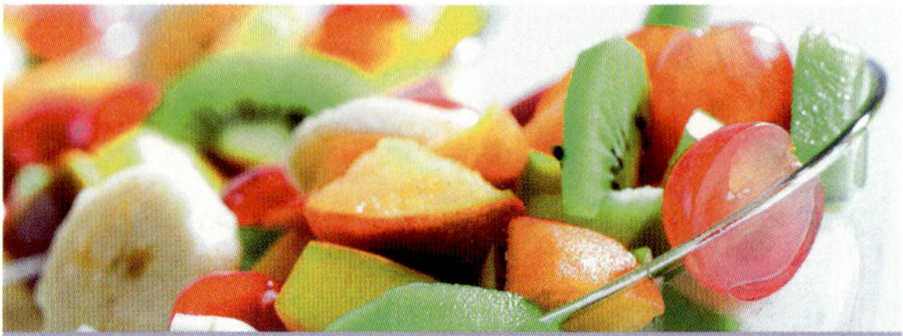

Kochen und unterwegs essen

Liebe Leserin, lieber Leser,

Wenn Ihr Arzt einen erhöhten Cholesterinspiegel oder eine andere Fettstoffwechselstörung bei Ihnen festgestellt hat, sollten Sie sich jetzt Zeit nehmen für den Einkauf und Ihre Lebensmittel sorgfältig auswählen. Keine Sorge, besondere Produkte müssen Sie nicht einkaufen. Im Großen und Ganzen wird sich Ihre Ernährung nur wenig von der anderer Menschen unterscheiden. Vorausgesetzt, Sie essen ausgewogen und gesund.

Doch was heißt das nun konkret für Sie? Welche Lebensmittel und Produkte sind für Sie geeignet, welche weniger? In diesem Ratgeber erfahren Sie all das. Sie erhalten Tipps für den Einkauf, die Zubereitung der Speisen und das Essen außer Haus.

Ihr Nutzen: Wir haben Hunderte von Lebensmitteln und Fertigprodukten für Sie getestet. Mit dem übersichtlichen Bewertungssystem erfahren Sie auf einen Blick, was Sie problemlos genießen können und was eher nicht – für Ihren Einkauf ist das eine große Hilfe. Eine gesunde Ernährung ist jedoch nicht nur von der Auswahl der Lebensmittel abhängig, sondern auch von deren Zubereitung. Die Küchentipps zeigen Ihnen, wie Sie Ihr Essen schmackhaft zubereiten können, ohne den Cholesterinspiegel zu belasten. Sie verpflegen sich häufig außer Haus? Die Ratschläge für Restaurantbesuche, Kantine oder Imbiss helfen Ihnen, die besten Speisen auszuwahlen.

Viel Spaß beim Essen und Genießen wünscht Ihnen

Karin Hofele

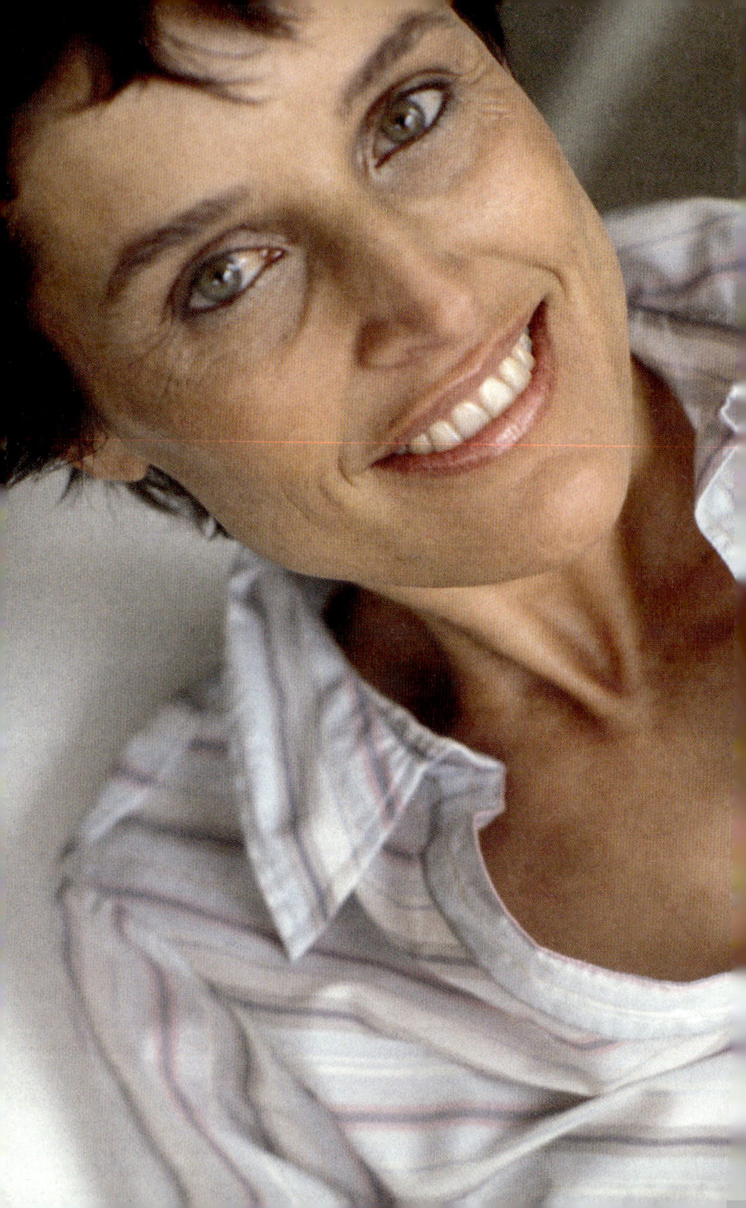

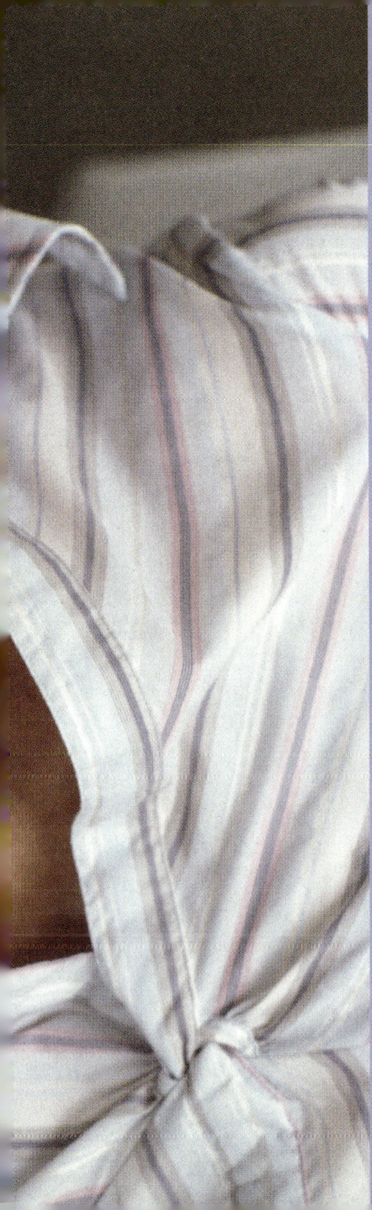

Die Erkrankung

Cholesterin hat keinen guten Ruf. Es kann, wenn zu viel davon im Blut ist, unsere Gefäße verkalken und verengen. Deshalb gilt es als Wegbereiter von Arteriosklerose, Herzinfarkt und Schlaganfall. Doch ein erhöhter Cholesterinspiegel ist nur eine mögliche Ursache für Herz-Kreislauf-Erkrankungen. Außerdem ist Cholesterin nicht gleich Cholesterin. Auf den folgenden Seiten erfahren Sie das Wichtigste.

Diagnose: erhöhter Cholesterinspiegel

Die Diagnose kommt für viele Betroffene oft überraschend. Denn Fettstoffwechselstörungen – und dazu zählt ein hoher Cholesterinspiegel – verursachen zunächst keine Beschwerden. Hohe Cholesterinwerte sind ein Phänomen der Wohlstandsgesellschaft. Schuld daran sind in der Regel eine ungünstige Ernährungsweise, Übergewicht, Bewegungsmangel und Stress. Ob jemand einen hohen Cholesterinspiegel bekommt oder nicht, ist in den meisten Fällen erblich bedingt. Jedoch: Nicht die hohen Werte werden vererbt, sondern die Veranlagung, hohe Werte zu bekommen. Das heißt, wer gesund lebt, kann trotz dieser Erbanlage normale Werte haben. Auf der anderen Seite gibt es Menschen, die fettreich essen, keinen Sport treiben und unter Stress leiden und trotzdem normale Werte haben. Sie haben eben keine entsprechende Veranlagung. Nur in seltenen Fällen gibt es schwere erblich bedingte Fettstoffwechselstörungen. Dabei liegen die Cholesterinwerte sehr hoch. Hier helfen ausschließlich Medikamente.

Cholesterin – notwendig oder schädlich?

Die menschliche Leber produziert ständig Cholesterin, jeden Tag etwa 600 bis 1000 Milligramm. Mit dem Essen kommen noch einmal täglich ungefähr 400 bis 500 Milligramm dazu. Ob das Cholesterin Schaden anrichten kann, ist von der Menge abhängig, die im Blut zirkuliert. Welche Menge noch gesund und welche schon gefährlich ist, hängt auch von der Lebensweise und der körperlichen Fitness ab. Viele wissenschaftliche Untersuchungen haben gezeigt, dass Menschen mit hohem Cholesterinspiegel eher einen

Schlaganfall oder Herzinfarkt erleiden, als solche mit niedrigem. Doch hier ist wichtig zu wissen: ein hoher Cholesterinspiegel ist nur ein Risikofaktor unter vielen. Rauchen, hoher Blutdruck, Übergewicht oder Stress gehören ebenfalls zu den Risikofaktoren.

Auf der anderen Seite ist Cholesterin für den Körper auch sehr nützlich, ja sogar lebensnotwendig. So ist es beispielsweise Bestandteil jeder Körperzelle und sorgt für deren Stabilität. Sexualhormone und Hormone der Nebennierenrinde (zum Beispiel Cortison) werden aus Cholesterin gebildet. Es ist Ausgangsstoff der Gallensäuren, die für die Fettverdauung benötigt werden. Schließlich wird es auch im Vitaminstoffwechsel gebraucht. Aus Cholesterin stellt der Körper mit Hilfe der Sonnenstrahlung eine Vorstufe des Vitamin D her.

Gefäßerkrankungen durch Cholesterin

Ist der Cholesterinspiegel über längere Zeit zu hoch, kann es zu Ablagerungen, Entzündungen und Verengungen in den Blutgefäßen kommen. Diese Gefäßerkrankungen werden Arteriosklerose oder umgangssprachlich auch Arterienverkalkung genannt. Doch Kalk lagert sich erst in einem sehr späten Stadium in das Gefäß ein. Zunächst sorgen andere Stoffe für kranke Gefäße. Wenn sich sehr viel Cholesterin im Blut befindet, dann treten sogenannte Fresszellen (Makrophagen) auf den Plan und sorgen dafür, dass es weniger wird. Diese Zellen, die zu den weißen Blutkörperchen und damit zur Immunabwehr gehören, fischen das Cholesterin aus dem Blut. Sie überladen sich aber manchmal mit Cholesterin und können platzen. Das führt zu Entzündungen in der Gefäßwand. Der Körper versucht natürlich, diese Entzündung zu reparieren, in dem beispielsweise neue Muskelzellen in das Gefäß hineinwachsen. Dadurch und durch weitere Ablagerungen von Cholesterin oder anderen Fetten entstehen Verengungen, die jedoch wieder aufreißen können. Bei weiteren Heilungsversuchen des Körpers kommt dann die Blutgerinnung ins Spiel. Es können Blutgerinnsel entstehen, die für einen kompletten Gefäßverschluss und damit für Herzinfarkt oder Schlaganfall verantwortlich sind.

Tritt die Arteriosklerose an den Herzkranzgefäßen auf – das sind die Arterien, die das Herz versorgen –, dann wird dies als koronare Herzkrankheit bezeichnet. Sind diese Gefäße deutlich verengt, dann kann das Herz nicht mehr ausreichend mit Sauerstoff versorgt werden. Bei starker Anstrengung oder Stress treten Schmerzen in der Brust auf, die bei Ruhe wieder verschwinden. Diese als Angina pectoris bezeichneten Beschwerden sollten sehr ernst genommen werden. Denn wenn sich ein Herzkranzgefäß komplett verschließt, droht ein Herzinfarkt. Tritt ein Gefäßverschluss im Gehirn auf, kommt es zum Schlaganfall oder Hirninfarkt.

Laborwerte verstehen

Der Arzt bestimmt normalerweise zunächst die Konzentration des Gesamtcholesterins im Blut. Die Messung erfolgt morgens nüchtern, damit die gemessenen Werte vergleichbar sind. Die Angabe des Wertes erfolgt in Milligramm pro Deziliter (mg/dl). Der Gesamtcholesteringehalt des Blutes hat jedoch nur eine geringe Aussagekraft. Deshalb bestimmt der Arzt in der Regel zusätzlich den LDL- und HDL-Wert, außerdem den Triglyzerid-Wert.

Cholesterin ist zwar kein Fett, es ist aber fettlöslich. Im Blut kommt es deshalb durch ein spezielles Transportsystem vorwärts. Dazu wird es in Fett-Eiweiß-Kügelchen gepackt.

Diese Päckchen werden als Lipoproteine (Lipo = Fett, Protein = Eiweiß) bezeichnet und entsprechend ihrer Größe und Dichte in verschiedene Gruppen eingeteilt. Die beiden wichtigsten Vertreter sind LDL und HDL.

Wenn Ihre Werte gemessen wurden, dann sollten Sie wissen: Der LDL-Wert sollte möglichst niedrig sein, idealerweise liegt er unter 100, höchstens jedoch bei 150. Beim HDL-Wert gilt: so hoch wie möglich, am besten über 60, Werte zwischen 40 und 60 sind jedoch noch akzeptabel. Um die Blutfette noch besser beurteilen zu können, kann der LDL/HDL-Quotient bestimmt werden, also das Verhältnis von LDL- zu HDL-Cholesterin. Bei einem LDL-Wert von 140 und einem HDL-Wert von 40 beträgt der Quotient 140/40 = 3,5. Optimal ist ein Wert, der kleiner ist als 3. Dieser Wert wird beispielsweise erzielt mit einem LDL-Wert von 120 und einem HDL-Wert von 60: 120/60 = 2.

HDL und LDL

HDL – das sind die Guten. Von ihnen sollte immer genügend im Blut vorhanden sein, je höher der Wert, desto besser. HDL steht für High Density Lipoproteins. Das sind Päckchen mit hoher Dichte. Sie bringen das Cholesterin, das in den Körperzellen nicht mehr benötigt wird, zur Leber zurück. HDL können bei hohem Cholesterinspiegel sogar Cholesterin, das sich bereits an Gefäßwänden abgelagert hat, wieder aufnehmen und dieses ebenfalls zur Leber bringen. Dort wird das Cholesterin dann zu Gallensäuren umgebaut, die über den Darm ausgeschieden werden.

LDL – das sind die weniger Guten. LDL steht für Low Density Lipoproteins, das sind Teilchen mit niedriger Dichte. Sie enthalten deutlich mehr Fett als die HDL und sind damit die cholesterinreichsten Lipoproteine. Von ihnen sollte möglichst nur eine geringe Menge im Blut zirkulieren. Ihre

Aufgabe ist es, das Cholesterin von der Leber zu den Zellen und Organen des Körpers zu transportieren. Finden sie dort keine Aufnahmestellen, dann wird das Cholesterin auch an den Wänden der Blutgefäße abgelagert. Je höher der LDL-Wert, desto mehr Cholesterin ist folglich im Umlauf und kann an den Gefäßwänden deponiert werden.

Triglyzeride

Neben Cholesterin spielen auch die Triglyzeride eine Rolle bei der Entstehung der Arteriosklerose. Die meisten Fette, die über die Nahrung aufgenommen werden, liegen in Form von Triglyzeriden vor. Chemisch betrachtet, bestehen sie jeweils aus einem Glyzerinmolekül und drei Fettsäuren. Diese Fettsäuren können gesättigt oder ungesättigt sein. Mit den Triglyzeriden aus der Nahrung wird der Körper zum einen mit Energie versorgt, zum anderen erhält er lebensnotwendige Fettsäuren, die er nicht selbst herstellen kann. Nach dem Essen werden die Triglyzeride im Dünndarm gespalten und über die Blutbahn an die Stellen des Körpers transportiert, wo Energie gebraucht wird, beispielsweise zu den Muskeln. Jeder Überschuss an Triglyzeriden wird gespeichert; die körpereigenen Fettpolster bestehen fast ausschließlich aus Triglyzeriden. Dabei entspricht ein Kilogramm gespeichertes Körperfett einer Energiereserve von etwa 7000 Kilokalorien.

Homocystein

In den letzten Jahren ist im Zusammenhang mit Fettstoffwechselstörungen und Arteriosklerose ein weiterer Stoff in den Blickpunkt gerückt, und zwar das Homocystein. Homocystein ist eine Aminosäure, also ein Eiweißbaustein. Es entsteht in unserem Körper im Rahmen des normalen Stoffwechsels und wird in andere Aminosäuren umgebaut. Wenn dieser Umbau nicht gut funktioniert, dann bleibt zu viel Homocystein im Blut. Zahlreiche wissenschaftliche Untersuchungen haben gezeigt, dass hohe Homocysteinwerte den Blutgefäßen schaden und zu Herz-Kreislauf-Erkrankungen bis zum Herzinfarkt führen können. Lassen Sie also bei der nächsten Blutuntersuchung auch den Homocysteinspiegel bestimmen. Idealerweise sollte der Wert unter 10 Mikromol pro Liter liegen.

TIPP

Vitamine senken den Homocysteinwert

Die Vitamine B_6, B_{12} und Folsäure bauen das Homocystein im Stoffwechsel ab und sorgen so für eine Senkung des Wertes im Blut. Es werden jedoch alle drei Vitamine zusammen benötigt! Bevor Sie jedoch zum Vitaminpräparat greifen, sollten Sie das Thema bei Ihrem Arzt ansprechen und zuallererst für eine vitaminreiche Ernährung sorgen. Reich an Folsäure sind Gemüse und Obst, vor allem grüne Blattgemüse wie Spinat, aber auch Hülsenfrüchte, Vollkornbrot und Mandeln. Gute Vitamin-B_6-Lieferanten sind Fisch, Fleisch und Vollkornprodukte. Vitamin B_{12} schließlich findet sich in Fleisch, Fisch, Eiern und Käse.

Zu viel Fett im Blut

Von einer Fettstoffwechselstörung spricht der Arzt dann, wenn Blutfette – also Cholesterin oder Triglyzeride – im Vergleich zum Normalwert erhöht sind. Bei den meisten Hyperlipidämien – so der medizinische Begriff für eine Fettstoffwechselstörung – liegt ein Stoffwechselfehler vor. Im Blutbild sichtbar wird der Fehler jedoch erst, wenn fettreiche Ernährung, Übergewicht, Stress oder andere ungesunde Komponenten dazukommen. Manchmal ist die Störung auch die Folge einer anderen Erkrankung. So können beispielsweise Diabetes mellitus (Zuckerkrankheit), Erkrankungen von Leber, Nieren oder der Schilddrüse zu einer Erhöhung der Blutfette führen.

Wann sind die Werte zu hoch?

Die Frage, wann ein Cholesterinwert noch normal und ab wann er erhöht ist, wird von Experten nach wie vor widersprüchlich diskutiert. Ein Wert von 200 mg/dl wurde lange Zeit als magische Grenze betrachtet. Was darüber lag, galt als großes Risiko für Herz-Kreislauf-Erkrankungen. Inzwischen hat sich aber gezeigt, dass es keinen Grenzwert gibt, der für alle Menschen gleichermaßen gilt. Denn der Cholesterinspiegel ist nur ein Faktor unter vielen. Wenn nur der Cholesterinspiegel ein wenig erhöht ist, und alles andere im Lot, dann hat der betroffene Mensch kein erhöhtes Risiko, eine Herz-Kreislauf-Erkrankung zu bekommen. Allerdings, je mehr der oben genannten Risikofaktoren zu finden sind, desto kritischer ist der Gesundheitszustand anzusehen.

Prüfen Sie Ihre Werte.

Laborwert	gute Werte	akzeptable Werte	ungünstige Werte
Gesamtcholesterin	< 200 mg/dl	200–250 mg/dl	> 250 mg/dl
LDL	< 100 mg/dl	100–150 mg/dl	> 150 mg/dl
HDL	> 60 mg/dl	40–60 mg/dl	< 40 mg/dl
LDL/HDL-Quotient	< 3	3 bis 4	< 4
Triglyzeride	< 150 mg/dl	150–200 mg/dl	> 200 mg/dl
Blutdruck	120/80 mmHg	120/80–140/90 mmHg	> 140/90 mmHg

Senken Sie Ihr Risiko

Ganz gleich, ob das Gesamtcholesterin, das LDL-Cholesterin oder die Triglyzeride zu hoch sind, Ihr Arzt wird darauf drängen, die Werte zu senken und Ihnen ein entsprechendes Medikament verordnen. Er wird auch nach weiteren Risikofaktoren Ausschau halten. In vielen Fällen lassen sich die Werte auch ohne Medikamente senken, nämlich mit einer angepassten Ernährung, ausreichend Bewegung und einer entspannten Lebensweise. Bei sehr hohen Cholesterinwerten und zusätzlichen Risikofaktoren, wie beispielsweise einer vorhandenen Diabetes-Erkrankung oder einer familiären Belastung, geht es nicht ohne Medikamente.

Werden Sie aktiv

Jeder kann selbst eine Menge dazu beitragen, um sein Risiko für Herz-Kreislauf-Erkrankungen zu senken. Wer raucht, sollte damit aufhören, denn Nikotin verengt die Gefäße und fördert somit die Entstehung einer Arteriosklerose. Regelmäßige Bewegung hält Herz und Kreislauf fit und führt zu einem schnelleren Abbau der Blutfette. Am besten geeignet ist Ausdauersport. Zweimal wöchentlich sollte der Körper in Schwung gebracht werden mit Radfahren, Laufen, Walking, Schwimmen oder Skilanglauf. Auch zügiges Spazierengehen und Wandern sind gut geeignet. Wer bisher wenig sportlich tätig war, sollte seinem Körper jedoch nicht gleich Höchstleistungen abverlangen. Nach längerer Sportabstinenz empfiehlt sich ein Check beim Arzt, vor allem dann, wenn mehr als ein Herz-Kreislauf-Risikofaktor vorliegt. Sport ist eine Wunderwaffe bei erhöhten Cholesterinwerten. Er führt zu einer Senkung des Gesamtcholesterins und des LDL-Cholesterins und zu einer Erhöhung des HDL-Wertes. Vor allem Letzteres kann kein Medikament leisten und sollte nicht hoch genug eingeschätzt werden.

Dem Risikofaktor Stress können Sie mit gezielter Entspannung entgegenwirken. Yoga, autogenes Training oder andere Entspannungsmethoden bringen die Seele wieder ins Gleichgewicht. Auch ausreichender Schlaf und regelmäßiger Urlaub tun Herz und Kreislauf gut.

Sorgen Sie für ein normales Körpergewicht. Da hilft zum einen regelmäßige Bewegung, zum anderen eine ausgewogene Ernährung. Gewicht und Ernährungsweise spielen vor allem bei den Triglyzeriden eine große Rolle. Schon eine geringe Gewichtsabnahme sorgt in vielen Fällen für sinkende Triglyzeridwerte.

Risikofaktoren

Wie Sie schon wissen, ist nicht nur das Cholesterin allein für Herzinfarkt und Schlaganfall verantwortlich. In den letzten Jahrzehnten haben Experten eine ganze Reihe von sogenannten Risikofaktoren ausfindig gemacht. Als Risikofaktoren in diesem Sinne gelten: Rauchen, hoher Blutdruck (über 160/95 mmHg), Diabetes mellitus (Zuckerkrankheit), Übergewicht, Stress, Bewegungsmangel und bei Frauen die Einnahme der Pille. Besonders kritisch wird die Sache, wenn mehrere dieser Risikofaktoren gleichzeitig vorliegen. Dann steigt, rein statistisch betrachtet, das Risiko, eine Herz-Kreislauf-Erkrankung zu erleiden, ganz drastisch. Auch eine erbliche Veranlagung muss berücksichtigt werden. Wenn nahe Verwandte wie Eltern oder Geschwister vor dem 50. Lebensjahr einen Herzinfarkt erlitten haben, sollten Sie besonders auf Ihre Gesundheit achten. Frauen sind in jungen Jahren weniger gefährdet. Bis zu den Wechseljahren treten koronare Herzkrankheit und Herzinfarkt bei Frauen selten auf. Die weiblichen Sexualhormone sorgen für einen höheren HDL-Wert und schützen so die Blutgefäße. Mit Beginn der Menopause verliert sich jedoch dieser Schutz.

Ernährungs-Tipps

Wer auf die richtige Ernährungsweise setzt, kann in vielen Fällen die Blutfette ohne Medikamente dauerhaft senken oder zumeist die Dosis der Medikamente reduzieren. Leider sorgen unsere Ernährungsgewohnheiten und unser Lebensstil eher für steigende Bluttfette anstatt für sinkende. Eine Änderung ist deshalb oft unumgänglich. Eine strenge Diät führt zwar am schnellsten zum Erfolg, ist jedoch im Alltag nur schwer beizubehalten. Mit einer langsamen und schrittweisen Umstellung der Ernährung lässt sich leichter klarkommen. Denn je besser die neuen Lebensmittel und Essgewohnheiten in den bisherigen Alltag passen, desto einfacher geht's und desto eher kommen Sie damit auf Dauer klar. Setzen Sie deshalb in erster Linie auf Gemüse und Obst, Vollkornprodukte, Fisch sowie fettarme Milchprodukte. Am leichtesten lassen sich die Blutfette senken, wenn der Fettkonsum insgesamt sinkt und solche Fette bevorzugt werden, die den Cholesterinspiegel nicht ansteigen lassen.

TIPP

Cholesterin senken – so geht's:

- Pflanzliche Lebensmittel bevorzugen,
- mehr Ballaststoffe,
- fit mit weniger Fett,
- gute Fette bevorzugen,
- weniger Cholesterin,
- Übergewicht abbauen.

Pflanzliche Lebensmittel bevorzugen

Gemüse und Obst sollten mehrmals täglich auf Ihren Tisch. Sie liefern viele Vitamine, Mineralstoffe und Ballaststoffe, kein Fett und wenig Kalorien. Rund 600 Gramm Obst und Gemüse wäre die optimale Menge für einen Erwachsenen. Dabei sollten es etwa zwei Drittel Gemüse und ein Drittel Obst sein. Beim Obst wird die empfohlene Menge von vielen geschafft, beim Gemüse sieht es jedoch schlecht aus. Rund 100 Gramm Gemüse essen die Deutschen pro Tag im Durchschnitt, das ist eindeutig zu wenig. Wie ist diese auf den ersten Blick große Menge zu schaffen? Als Faustregel gilt: fünfmal am Tag eine Handvoll. Und so könnte es aussehen. Zum Frühstück gibt es ein Müsli mit einem geraspelten Apfel oder einer Handvoll Beeren. Zur Not ersetzt auch mal ein Glas Saft die Obstportion. Als Zwischenmahlzeit eignet sich eine Birne, Orange oder ein anderes Stück Obst. Das Mittagessen liefert gleich zwei Portionen Gemüse. Entweder starten Sie mit einer Gemüsesuppe oder einer Portion Salat als Vorspeise. Das Hauptgericht enthält dann eine üppige Gemüsebeilage. Ihr Abendbrot ergänzen Sie mit einer halben Paprikaschote, Radieschen oder Tomaten.

Bevorzugen Sie darüber hinaus Brot und Getreideprodukte aus vollem Korn. Die Vorteile: mehr Vitamine und Mineralstoffe, mehr Sättigung und mehr Ballaststoffe.

Mehr Ballaststoffe

Ballaststoffe sind unverdauliche Faserstoffe, die nur in pflanzlichen Lebensmitteln vorkommen. Tierische Lebensmittel wie Fleisch, Wurst, Käse, Milch oder Fisch enthalten keinerlei Ballaststoffe. Gerade weil diese Stoffe unverdaulich sind, sind sie wichtig für die Verdauung. Denn ohne Ballaststoffe kann der Darminhalt nicht quellen und es kommt zu Verstopfung. 30 Gramm Ballaststoffe pro Tag sind optimal. Diese Menge ist auch mindestens notwendig, damit sich die Ballaststoffe für die Senkung des Cholesterinspiegels einsetzen. Denn die unverdaulichen Fasern binden das Cholesterin, sodass es von der Darmschleimhaut nicht mehr aufgenommen werden kann und einfach ausgeschieden wird. Reichlich Ballaststoffe liefern Vollkornprodukte, Haferflocken, Hülsenfrüchte, Kartoffeln und generell Obst (vor allem Beeren) und Gemüse. Damit Ballaststoffe optimal wirken können, brauchen Sie Flüssigkeit zum Aufquellen. Vergessen Sie das Trinken nicht – am besten Mineralwasser.

Fit mit weniger Fett

Fett ist der Nährstoff, der zuallererst mit einem hohen Cholesterinspiegel in Verbindung gebracht wird. Fett liefert zunächst einmal viel Energie, ein Esslöffel Öl enthält etwa 100 Kalorien, genauso viel wie zehn Stückchen Würfelzucker oder ein halbes Kilo Tomaten. Denn ein Gramm Fett schlägt mit neun Kalorien zu Buche, die Nährstoffe Eiweiß und Kohlenhydrate liefern jeweils nur etwa vier Kalorien pro Gramm. Und wer über lange Zeit sehr viel Fett zu sich nimmt, der bekommt häufig einen hohen Cholesterin- und Triglyzeridspiegel. Trotzdem ist Fett unverzichtbar. Kleine Fettpölsterchen braucht der Mensch zur Wärmedämmung oder zur Polsterung der inneren Organe. Fett wird benötigt, damit die fettlöslichen Vitamine aufgenommen werden können und nicht zuletzt ist Fett ein wichtiger Geschmacksträger. Und genau das wird uns oft zum Verhängnis. Denn an einen Speiseplan mit deutlich weniger Fett müssen wir uns erstmal gewöhnen. Manche Speise scheint zunächst fade und geschmacklos, dabei fehlt es nur an der richtigen

Würze. Es gilt deshalb, das richtige Maß und den richtigen Geschmack zu finden. 60 bis 65 Gramm Fett am Tag sollten es bei Frauen höchstens sein, Männern wird mit rund 80 Gramm etwas mehr zugestanden. Bei Untersuchungen zu den Essgewohnheiten zeigt sich jedoch meist ein anderes Bild. Ein Fettkonsum von 100 oder 120 Gramm ist bei vielen Menschen an der Tagesordnung. Das bringt den Stoffwechsel aus dem Gleichgewicht. Um den Cholesterinspiegel in den Griff zu bekommen, lautet die erste Maßnahme deshalb: Fettkonsum drosseln.

Fettsparen leicht gemacht

Gemüse, Obst, Kartoffeln oder Reis enthalten von Natur aus kein Fett. Deshalb können Sie hier unbesorgt zugreifen. Wenn Sie diese Lebensmittel wenig oder kaum verarbeitet genießen, kommt nur wenig auf Ihr Fettkonto. Bei Wurst, Käse, Milchprodukten, Süßigkeiten, Soßen oder Fertiggerichten kann der Fettgehalt jedoch beträchtlich sein. Bei verpackter Ware sollten Sie deshalb einen Blick aufs Etikett werfen und den Fettgehalt überprüfen. Bei unverpackter Ware helfen Ihnen unsere Tabellen ab Seite 44.

Tauschen Sie fettreich gegen fettarm

Lebensmittel	Fett in Gramm	Lebensmittel	Fett in Gramm
Brathähnchen mit Haut (125 g)	12	Hähnchenbrust ohne Haut (125 g)	1
Fleischwurst (30 g)	8	Schinken (30 g)	1
Salami (25 g)	9	Lachsschinken (25 g)	1
1 Glas Vollmilch (0,2 l)	7	1 Glas Buttermilch (0,2 l)	1
1 Becher Sahnejoghurt (10 % Fett)	13	1 Becher fettarmer Joghurt (1,5 % Fett)	2

Lebensmittel	Fett in Gramm	Lebensmittel	Fett in Gramm
1 Portion Sahnequark (40 % Fett)	22	1 Portion Magerquark	< 1
1 Scheibe Butterkäse (60 % Fett i.Tr.)	10	1 Scheibe Edamer (30 % Fett i.Tr.)	5
2 EL Crème fraîche	15	2 EL saure Sahne	5
1 Croissant	12	1 Stück Apfelkuchen aus Hefeteig	3
1 Portion Pommes frites	8	1 Portion Pellkartoffeln	< 1

Diese Tauschaktionen ersparen Ihnen insgesamt 96 Gramm Fett!

Fett versteckt sich gern

Sehen Sie einer Scheibe Wurst, einem Stück Käse oder einer Pizza sofort an, wie viel Fett darin steckt? Bei Salami zeigt sich das Fett in Form kleiner weißer Stückchen, aber wie sieht es bei der Leberwurst aus? Dort sorgt es dafür, dass sie sich schön streichen lässt, hat sich aber gut versteckt. Butter? Natürlich, ist ja nur Fett. Wie sieht es jedoch mit Nuss-Nougat-Creme aus? Auch hier hat sich das Fett gut getarnt. So können Sie Tag für Tag ein wenig Fett einsparen:

- Verzehren Sie besonders fettreiche Lebensmittel wie Mayonnaise, Leberwurst, Salami, Pommes frites oder Chips nur in geringen Mengen oder meiden Sie diese ganz.
- Lassen Sie sich Wurst- oder Käseaufschnitt immer in dünne Scheiben schneiden. Meist isst man einfach eine Scheibe, egal ob dick oder dünn. Ist die Scheibe dünner, sinkt die Fettmenge automatisch.
- Sparen Sie beim Streichfett. Wurst und Käse brauchen keine fettreiche Unterlage. Experimentieren Sie mit Alternativen: Unter Wurst passt beispielsweise Senf, unter

Konfitüre macht sich Quark oder fettarmer Frischkäse gut.

- Verzichten Sie bei Fleisch und Fisch auf Panaden.

70 Gramm Fett am Tag – so könnte es aussehen

	Fett in Gramm
Zum Frühstück	
2 Scheiben Vollkornbrot, Belag: 30 g Frischkäse (Rahmstufe), 1 TL Margarine oder Butter, 2 TL Konfitüre	12
1 oder 2 Tassen Kaffee mit Milch	2
Zwischendurch	
1 Apfel	–
1 Ciabatta-Brötchen, belegt mit Salatblatt, Tomate und Mozzarella	11
Mittagessen	
1 Portion Möhren mit 1 TL Öl	6
1 Schweineschnitzel, natur gebraten, Bratensauce	9
1 Portion Reis	-
1 Portion Blattsalat, Sauce mit 1 TL Öl	6
Zwischendurch oder Dessert	
Fruchtjoghurt 3,5 % Fett	5
1 Tasse Cappuccino und 1 Stück Hefekuchen	5
Abendessen	
2 Scheiben Roggenbrot mit 1 TL Butter oder Margarine, 30 g Camembert (45 % F.i.Tr.), 30 g gekochter Schinken	12
1 Paprikaschote	–
1 Schokokuss	3
Fett insgesamt	**70**

Genießen Sie fettreduzierte Produkte mit Vorsicht. Ein geringer Fettgehalt verführt leicht dazu, mehr zu verzehren.

Wer dann nach dem Motto verfährt »da ist so wenig Fett drin, da gönne ich mir gleich zwei Portionen«, hat unterm Strich nichts gespart. Da Fett ein Geschmacksträger ist, würden Produkte mit verringertem Fettgehalt manchmal fade schmecken. Viele Hersteller gleichen den fehlenden Geschmack leider mit reichlich Zucker und Aromastoffen aus. Diese Tricks können Sie mit einem Blick aufs Etikett entlarven. Da ein hoher Zuckerkonsum die Triglyzeride ansteigen lässt, sind diese Produkte nicht empfehlenswert.

Gute Fette bevorzugen

Nahrungsfette bestehen überwiegend aus Triglyzeriden. Diese wiederum sind aus Glyzerin und Fettsäuren aufgebaut. Die Fettsäuren können lang oder kurz, gesättigt oder ungesättigt sein. Jedes Fett hat ein bestimmtes Fettsäuremuster, d.h. eine bestimmte Verteilung der einzelnen Fettsäuren. Diese Verteilung ist auch für die Eigenschaften des Fettes verantwortlich, zum Beispiel ob es fest, flüssig oder streichfähig ist. Der Aufbau der Fette, die wir mit der Nahrung zu uns nehmen, beeinflusst außerdem unsere Blutfette. Denn je nach Eigenschaften kann das Fett unter Umständen das LDL erhöhen oder senken. Beim Fett gilt also erstens, sparsam zu sein und zweitens, eine gute Wahl zu treffen.

Besser ungesättigt

Gesättigte Fettsäuren tragen zu einer Erhöhung von LDL und Triglyzeriden im Blut bei. Sie sind vor allem in tierischen Lebensmitteln enthalten, also in Fleisch, Wurst oder Käse. Auch pflanzliche Fette können reich an gesättigten Fettsäuren sein, Beispiele hierfür sind Palm- und Kokosfett.

Einfach ungesättigte Fettsäuren können die Konzentration von LDL senken. Die wichtigste einfach ungesättigte Fettsäure ist die Ölsäure. Sie kommt vor allem in Raps- und Olivenöl vor. Auch Margarine, die aus den entsprechenden Ölen hergestellt wurde, ist deshalb eine gute Quelle für diese Fettsäuren.

Einige mehrfach ungesättigte Fettsäuren werden vom menschlichen Stoffwechsel benötigt, können aber vom Körper nicht selbst hergestellt werden. Sie werden als essenzielle Fettsäuren bezeichnet und müssen mit der Nahrung aufgenommen werden. Dazu zählen die Linolsäure und die α-Linolensäure. Diese Fettsäuren sind vor allem in pflanzlichen Ölen und in fettem Seefisch zu finden.

Die drei Fettsäure-Gruppen sollten im richtigen Verhältnis zueinander aufgenommen werden, und zwar am besten so: Bis zu 50 Prozent der aufgenommenen Fettsäuren sollten einfach ungesättigt sein, von den beiden anderen können es jeweils zwischen 25 und 30 Prozent sein. Ausführliche Informationen dazu enthält die Tabelle auf Seite 28.

Omega-3- und Omega-6-Fettsäuren

In den letzten Jahren sind Omega-3-Fettsäuren und Omega-6-Fettsäuren immer mehr in den Blickpunkt gerückt, wenn es um die Vorbeugung von Herz-Kreislauf-Erkrankungen geht. Zahlreiche Studien konnten zeigen, dass Gesamtcholesterin, LDL-Cholesterin und Triglyzeride sinken, wenn die Nahrung viel Omega-3-Fettsäuren enthält. Die Omega-3-Fettsäure α-Linolensäure wirkt darüber hinaus gegen Entzündungen. Unsere Ernährungsweise hat sich leider auch bei diesen Stoffen ungünstig entwickelt. Vor etwa hundert Jahren haben wir von beiden Fettsäuregruppen etwa gleichviel zu uns genommen, das war genau richtig. Heute überwiegen die Omega-6-Fettsäuren, und das ist

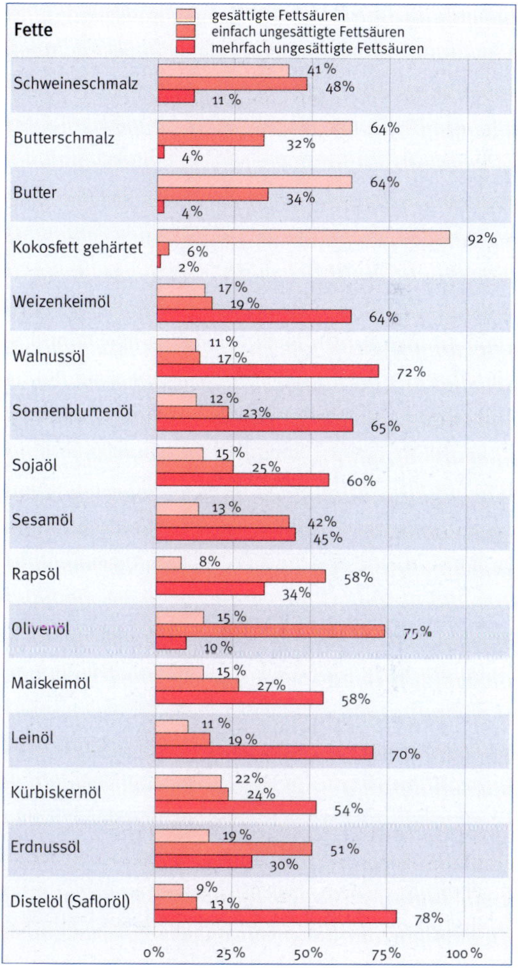

Fette und Öle im Vergleich.

nicht so günstig. Denn diese können Entzündungen fördern und genau das möchten wir ja nicht! Deshalb sollten wir wieder für einen Ausgleich sorgen. Was können Sie ändern? Mehr fetten Seefisch wie Hering, Lachs und Makrele in den Speiseplan, dazu noch Leinöl, Hanföl oder Rapsöl. Weniger Fleisch und weniger fette Wurstwaren wie Speck, Schmalz, Leberwurst.

TIPP

Fischölkapseln

Wer keinen Fisch essen möchte, kann im Prinzip auch zu Fischölkapseln greifen, um die wertvollen Omega-3-Fettsäuren zu sich zu nehmen. Leider enthalten viele Kapseln nur geringe Mengen des Öls, sodass sie viele davon schlucken müssen. Besprechen Sie mit Ihrem Arzt, ob für Sie die Einnahme sinnvoll ist.

Pflanzlich statt tierisch

Nur tierisches Fett enthält Cholesterin. Die im Pflanzenreich vorkommenden Phytosterine unterscheiden sich zwar chemisch nur geringfügig vom Cholesterin, haben auf den Fettstoffwechsel aber eine völlig andere Wirkung. Manche Phytosterine können sogar eine Senkung des Cholesterinspiegels bewirken. Zu diesem Zweck werden sie inzwischen verschiedenen Lebensmitteln wie Margarine oder Joghurtdrinks zugesetzt. Es gibt noch einen weiteren Grund, pflanzliche Lebensmittel zu bevorzugen. Die ungünstigen gesättigten Fettsäuren sind überwiegend in Lebensmitteln tierischen Ursprungs wie Fleisch, Wurst, Butter oder Käse enthalten. Ausnahmen sind Palmkern- und Kokosfett. Obwohl pflanzlichen Ursprungs, bestehen beide zu etwa 80 Prozent aus gesättigten Fettsäuren. Und noch eine Ausnahme gibt es: Fette Seefische sind ausgesprochen empfehlenswert und gehören mindestens einmal pro Woche auf den Speiseplan, denn ihr Fett ist reich an Omega-3-Fettsäuren.

Butter oder Margarine?

Ist Butter oder Margarine gesünder? Leider lässt sich diese Frage nicht eindeutig beantworten: Beide Produkte haben gute und weniger gute Seiten. Butter ist ein Naturprodukt, nur wenige Zusätze sind erlaubt. Für viele Menschen ist der typische Buttergeschmack durch nichts zu ersetzen. Allerdings ist Butter ein tierisches Fett und enthält etwa zur Hälfte gesättigte und zu einem Viertel einfach ungesättigte Fettsäuren, dazu noch Cholesterin. Beides sollte bei erhöhten Blutfetten nur in kleinen Mengen im Speiseplan auftauchen.

Margarine ist pflanzlichen Ursprungs und cholesterinfrei. Sie enthält jedoch häufig weitere Zusätze wie Magermilch, Milcheiweiß, Emulgatoren, Farb- und Aromastoffe. Sie liefert wertvolle ungesättigte Fettsäuren, die cholesterinsenkend wirken; allerdings nur, wenn das Öl, aus dem die Margarine hergestellt wurde, von entsprechender Qualität ist. Das ist bei preiswerten Margarinesorten manchmal zweifelhaft. Lesen Sie deshalb immer das Etikett und bevorzugen Sie Margarinesorten mit den Hinweisen »rein pflanzlich« und »reich an mehrfach ungesättigten Fettsäuren«. Viele Hersteller nennen zudem konkret die Öle, aus denen die Margarine hergestellt wurde. Leider können in Margarine auch sogenannte Transfettsäuren enthalten sein. Diese entstehen bei der Fetthärtung und erhöhen die LDL und senken die HDL. Taucht der Satz »Fette, zum Teil gehärtet« auf dem Etikett auf, lassen Sie deshalb die Finger davon. Durch neue Produktionsverfahren enthalten die meisten Margarinesorten kaum noch Transfettsäuren.

Halbfettmargarine und Halbfettbutter enthalten zwar nur halb so viel Fett wie die vollfetten Originale, sie enthalten aber auch nur halb so viel Geschmack und meist einiges an Zusatzstoffen. Hier ist die Gefahr groß, dass man sich doppelt so viel aufs Brot streicht und hinsichtlich der Fett- und Kalorienmenge am Ende nichts spart.

Wenn Sie Ihr Brötchen dünn bestreichen, dann können Sie dies sowohl mit Butter als auch mit normaler qualitativ hochwertiger Margarine tun. Bei fetthaltigem Belag wie Wurst oder Käse braucht es ohnehin keine fetthaltige Unterlage!

Weniger Cholesterin

Eine hohe Cholesterinaufnahme über die Nahrung kann die Cholesterinwerte im Blut zwar ansteigen lassen, allerdings in deutlich geringerem Umfang als noch vor Jahren angenommen. Der ungünstige Einfluss der gleichzeitig aufgenommenen gesättigten Fettsäuren ist viel größer. Der Cholesterinspiegel unterliegt im Körper einem komplizierten Regelungsmechanismus. Liefert die Nahrung viel Cholesterin, dann drosselt der Körper seine Produktion. Umgekehrt kurbelt er die körpereigene Cholesterinherstellung an, wenn wenig Cholesterin aufgenommen wird. Diese Regulierung funktioniert allerdings nur bis zu einem gewissen Grad. Ist die Cholesterinzufuhr mit der Nahrung ständig sehr hoch, dann wird das System überlastet und die LDL-Werte steigen an. Diese Regelung funktioniert nicht bei jedem Menschen gleich. Während der eine schon auf ein Ei am Tag reagiert, reagiert der andere nicht mal auf drei.

Werden die beiden wichtigsten Ernährungsempfehlungen eingehalten – also Reduktion der Fettmenge und Bevorzugung von pflanzlichen Fetten –, dann ist eine genaue

Berechnung der täglichen Cholesterinzufuhr nicht notwendig. Denn durch diese Maßnahmen reduziert sich der Cholesteringehalt der Nahrung automatisch. Ein Verzicht auf das sonntägliche Frühstücksei oder ein Stückchen Kuchen (mit Eiern) ist deshalb auch nicht notwendig. Der Verzehr sehr cholesterinreicher Lebensmittel wie Innereien sollte jedoch die Ausnahme sein.

Übergewicht abbauen

Bei Schlanken ist der Cholesterinspiegel nur halb so oft erhöht wie bei Übergewichtigen. Zu viele Kalorien gehen meist auch mit zu viel Fett und zu viel Cholesterin einher. Abnehmen wirkt sich auf alle Blutfette günstig aus: Die Triglyzeride werden weniger, die LDL-Werte sinken und das HDL-Cholesterin steigt. Wenn das Gewicht sinkt, werden auch andere Risikofaktoren günstig beeinflusst. So zum Beispiel der Blutdruck oder eine eventuell vorhandene Zuckerkrankheit.

TIPP

Kalorien oder Joule?

Die offizielle Einheit für den Energiegehalt eines Nahrungsmittels beziehungsweise Getränks ist zwar Kilojoule, im täglichen Sprachgebrauch werden jedoch meist die Begriffe Kilokalorien oder Kalorien verwendet. Die Joulewerte lassen sich aus den Kalorienwerten ganz einfach berechnen: 1 Kilokalorie entspricht 4,184 Kilojoule. In diesem Buch wird der Einfachheit halber der Begriff Kalorie oder die Abkürzung kcal für Kilokalorie benutzt.

Gewicht im Griff

Wenn die Pfunde purzeln, sinkt meist auch der Cholesterinwert. Doch aller Anfang ist schwer. Prüfen Sie zuerst kritisch Ihr Gewicht. Zur Beurteilung dient heute weniger das Idealgewicht, sondern der Body-Mass-Index (BMI). Berechnet wird er so: Körpergewicht in Kilogramm geteilt durch Körpergröße in Meter zum Quadrat. Zum Beispiel 82 (kg)/$1{,}80^2$ (m) = 25,3. Wer mit seinen Daten einen Wert zwischen 18,5 und 25 errechnet, gilt als normalgewichtig. Wer auf einen BMI zwischen 25 und 30 kommt, gilt als übergewichtig, bei Werten über 30 als krankhaft übergewichtig.

Nicht nur die Menge des Körperfettes birgt ein Gesundheitsrisiko, auch die Verteilung ist von Bedeutung. Befinden sich die überflüssigen Pfunde überwiegend am Bauch, dann wird dies als »apfelförmige« Fettverteilung bezeichnet. Dies gilt als sehr ungünstig, da durch das Bauchfett die inneren Organe stark belastet werden. Außerdem sind bei einer solchen Verteilung häufiger Fettstoffwechselstörungen anzutreffen. Lagert das Fett dagegen mehr an den Hüften, ist von einer »Birnenform« die Rede, das ist gesundheitlich betrachtet weniger problematisch.

Die wichtigste Regel beim Abnehmen lautet: Lassen Sie sich Zeit. Denn nur so ist der berüchtigte Jojo-Effekt zu verhindern. Wer schnell abnimmt, nimmt meist noch schneller wieder zu. Unsere bewegungsarme Lebensweise führt dazu, dass der Körper immer weniger Energie benötigt. Durch regelmäßigen Sport und Bewegung im Alltag (Aufzug und Rolltreppe links liegen lassen!) lässt sich der Energieverbrauch des Körpers steigern.

Hoher Alkoholkonsum und zuckerreiche Ernährung können zu einem starken Anstieg des Triglyzeridspiegels führen. Dies ist besonders dann der Fall, wenn die Kalorienaufnahme deutlich höher ist als der Verbrauch.

TIPP

Mit Gelassenheit zum Ziel

- Nehmen Sie sich Zeit fürs Essen. Wer langsam isst, isst weniger.
- Trinken Sie reichlich, am besten kalorienfreie Getränke.
- Bewegen Sie sich regelmäßig. Treppe statt Aufzug, Fahrrad statt Auto – und die Pfunde schmelzen.
- Sorgen Sie für Entspannung: Yoga, autogenes Training oder andere Entspannungstechniken bringen Ausgeglichenheit.
- Nehmen Sie langsam ab. Ein halbes Kilo pro Woche oder 1 Kilogramm pro Monat sind optimal.
- Denken Sie an Zwischenmahlzeiten. Dann wird der Heißhunger ausgebremst.

Richtig einkaufen

Bestimmt ist Ihnen das auch schon passiert: Sie wollten nur ein paar Äpfel und eine Tüte Milch kaufen und kommen mit einer ganzen Tasche voller Leckereien nach Hause. Supermarktbetreiber und Lebensmittelhersteller versuchen uns durch eine Reihe von Tricks dazu zu bewegen, erstens mehr und zweitens andere Dinge zu kaufen, als wir vorhatten. Gute Planung hilft, um zumindest einige der vielen Einkaufsfallen zu umgehen. Wo Sie einkaufen, spielt übrigens keine Rolle. Discounter, Supermarkt, Reformhaus oder Bioladen – überall gibt es gute und gesunde Lebensmittel.

Ein Blick aufs Etikett

Die meisten Lebensmittel sind heute verpackt. Glücklicherweise muss keiner »die Katze im Sack kaufen«. Der Gesetzgeber schreibt genau vor, was auf dem Etikett stehen muss.

Die wichtigsten Angaben sind
- die genaue Bezeichnung des Produkts,
- Name und Anschrift des Herstellers,
- das Mindesthaltbarkeitsdatum,
- die enthaltene Menge,
- ein Verzeichnis der Zutaten,
- Informationen zu Zusatzstoffen wie Farb- oder Konservierungsstoffe.

Nährstoffe im Detail

Die meisten Hersteller von Lebensmitteln informieren inzwischen sehr genau über die Nährstoffgehalte ihrer Produkte. Auf den Etiketten finden Sie deshalb genaue Angaben über den Gehalt an Kalorien, Fett, Eiweiß, Kohlenhydraten, Zucker, gesättigten Fettsäuren, Ballaststoffen und Salz pro 100 Gramm und teilweise auch pro Portion des Lebensmittels. Bei den Angaben pro Portion sollten Sie jedoch wachsam sein. Vor allem bei Produkten, die sehr viel Fett oder Zucker enthalten, ist die Portionsgröße, auf die sich die Angaben beziehen, oft sehr klein. In vielen Fällen enthält das Etikett auch eine kleine Tabelle, die Auskunft darüber gibt, in welchem Umfang das Lebensmittel den täglichen Nährstoffbedarf deckt. Sie erfahren dann beispielsweise, dass Sie mit einer Portion Cornflakes sechs Prozent oder mit einer Tiefkühlpizza 30 Prozent Ihres täglichen Kalorienbedarfs decken. Dabei wird ein Bedarf von 2000 Kalorien am Tag zugrunde gelegt.

Leicht und light?

Manche Produkte werden mit den Begriffen »fettarm«, »leicht« oder »light« beworben. Grundsätzlich dürfen diese Begriffe nur verwendet werden, wenn das Produkt auch wirklich weniger Fett oder Kalorien enthält, als dies üblicherweise der Fall ist. Die Hersteller müssen genau festgelegte Anforderungen einhalten, wenn solche Begriffe auf der Packung stehen. Da Fett ein Geschmacksträger ist, sorgen bei fettreduzierten Produkten manchmal Aromastoffe, Geschmacksverstärker, Süßstoffe oder Zucker für den gewünschten Geschmack. Sie handeln sich also möglicherweise ein paar unerwünschte Zutaten ein. Bei pikanten Speisen täuscht mitunter ein recht hoher Salzgehalt über fehlenden Geschmack hinweg. Lassen Sie sich von den Versprechungen nicht verführen! Denn wenn das Ganze schön leicht, fett- und kalorienarm ist, dann ist die Verlockung groß, sich ein bisschen mehr davon zu gönnen. Am Ende haben Sie außer Geschmack jedoch nichts eingespart.

TIPP

Einkaufen mit Plan

- Gute Planung spart Zeit und Geld. Machen Sie einen Speiseplan für die Woche und schreiben einen Einkaufszettel. So haben Sie stets im Blick, was Sie wirklich benötigen.
- Meist muss der Einkauf schnell gehen. Planen Sie jedoch hin und wieder etwas mehr Zeit ein und studieren Sie dann die Etiketten Ihrer bevorzugten Lebensmittel. Vergleichen Sie die Nährwerte ähnlicher Produkte.
- Kaufen Sie saisonal und regional ein. Obst und Gemüse sind, wenn sie in der Nähe reif geerntet werden, preiswerter und besser im Geschmack.
- Großpackungen sind nicht immer günstiger und meist nur für eine große Familie sinnvoll. Wenn aber weniger gebraucht wird, ist die Gefahr groß, dass am Ende alles aufgegessen wird, obwohl es so nicht geplant war.
- Gehen Sie nicht hungrig zum Einkaufen. Ein knurrender Magen verleitet zu allerlei Käufen, die nicht auf der Einkaufsliste stehen und meist auch nicht gebraucht werden.
- Greifen Sie so oft wie möglich zu frischen, einfachen und unverarbeiteten Lebensmitteln.

Cholesterin senken mit Joghurt und Margarine

Vor allem im Kühlregal finden Sie einige Lebensmittel mit dem Aufdruck »senkt den Cholesterinspiegel«. Diese Produkte, das sind vor allem Joghurtdrinks, ein mit Milch vergleichbares Produkt sowie Margarine, enthalten sogenannte Pflanzensterine. Diese Pflanzensterine können tatsächlich dazu beitragen, den Cholesterinspiegel zu senken. Grundsätzlich spricht nichts gegen den Konsum dieser Produkte. Allerdings sollten Sie ein paar Aspekte bedenken.

- Informieren Sie Ihren Arzt, wenn Sie solche Produkte konsumieren. Möglicherweise muss die Medikamentengabe verändert werden.
- Verzehren Sie nur so viel, wie vom Hersteller empfohlen. Es ist noch nicht geklärt, wie sich zu große Mengen dieser Statine auswirken können.
- Diese Produkte sind nur für Menschen mit erhöhtem Cholesterinspiegel gedacht. Andere Familienmitglieder, ganz besonders Kinder, sollten sie nicht verzehren.

Die Zutatenliste

Der Hauptbestandteil eines Produkts steht immer als Erstes auf der Zutatenliste. Je weniger von einer Zutat enthalten ist, desto weiter hinten steht sie. Aber Vorsicht: Manchmal versteckt sich eine Zutat hinter verschiedenen Begriffen. So sind Glucose, Zuckersirup oder Invertzuckersirup im Grunde nichts anderes als Zucker. Durch eine solche Aufspaltung steht Zucker nicht an erster Stelle. Beim Fett ist es ähnlich. Werden verschiedene Fette zugesetzt, steht das einzelne in der Liste nicht so weit vorne, in der Summe kann der Fettgehalt jedoch beträchtlich sein.

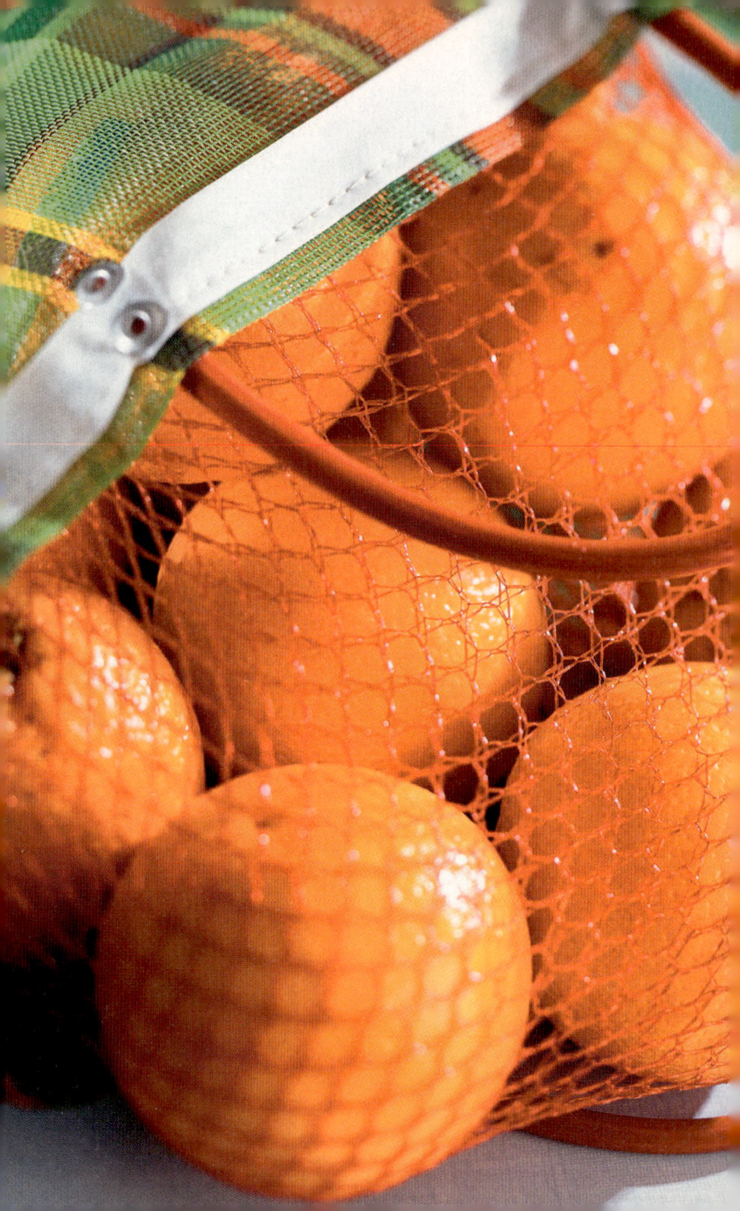

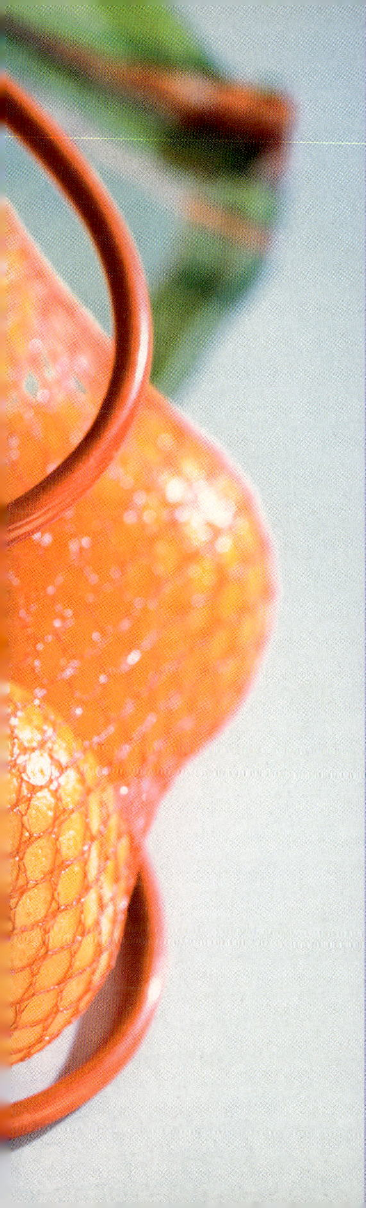

Einkaufs-Tabellen

In den folgenden Einkaufs-Tabellen finden Sie über 900 Lebensmittel und Getränke. Die übersichtliche Bewertung zeigt Ihnen schnell, ob ein Produkt für Sie geeignet oder eher ungeeignet ist. Eingeteilt sind die Lebensmittel nach Produktgruppen, sodass Sie beim Einkauf schnell fündig werden.

So lesen Sie die Tabellen

In den nachfolgenden Tabellen finden Sie eine Vielzahl von gängigen Lebensmitteln mit ihrem Energiegehalt in Kalorien, ihrem Fettgehalt in Gramm und einem Fettfaktor. Die in den Tabellen angegebenen Werte sind Durchschnittswerte. Das gilt sowohl für frische unverarbeitete Lebensmittel als auch für verarbeitete Produkte. Bei Produkten mit Herstellerangabe beruhen die Werte auf Angaben der Hersteller und beziehen sich ausschließlich auf das genannte Produkt. Alle anderen Daten sind dem Bundeslebensmittelschlüssel (BLS) entnommen.

Die Lebensmittelindustrie bietet eine so große Fülle an Produkten an, dass es unmöglich ist, in einem solchen Einkaufsführer alle zu nennen. Sollten Sie Ihre Lieblingsprodukte nicht finden, so können Sie sie mit Hilfe der Tabellen trotzdem bewerten. Lesen Sie die Zutatenliste, suchen Sie in den Tabellen nach den einzelnen Bestandteilen und beurteilen Sie so Ihr Produkt.

Die Bewertung

Bei allen Lebensmitteln wurde für Sie überprüft, wie gut sie für die Ernährung bei einem erhöhten Cholesterinspiegel geeignet sind. Gut bewertet wurden die Lebensmittel und Produkte, die eine sehr gute Nährstoffzusammensetzung bieten. Das heißt, sie liefern beispielsweise wertvolle Vitamine und Mineralstoffe, reichlich Ballaststoffe und gleichzeitig wenig Fett.

Bei der Bewertung fetthaltiger Lebensmittel wurde die Qualität des Fettes unter die Lupe genommen und entsprechend berücksichtigt. Das heißt, eine günstige Fettsäureverteilung und kein oder wenig Cholesterin führen zu einer guten Bewertung. Zwei Lebensmittel mit identischem Fettgehalt können deshalb unterschiedlich bewertet werden.

Gut oder sehr gut bewertet wurden außerdem Lebensmittel, die besonders geeignet sind, um Übergewicht zu reduzieren beziehungsweise das Gewicht zu halten.

Was die Symbole bedeuten

- ✪✪✪ steht für erste Wahl. Bei diesen Lebensmitteln können Sie getrost zugreifen. Diese Lebensmittel wirken sich günstig auf den Cholesterinspiegel aus.
- ✪✪ kennzeichnet Lebensmittel mit einer günstigen Nährstoffzusammensetzung, die zu einem abwechslungsreichen Speiseplan gehören. Der Cholesterinspiegel wird nicht oder nur geringfügig belastet. Diese Lebensmittel können Sie regelmäßig genießen, bei der Menge sollten Sie im Vergleich zu den ✪✪✪-Produkten allerdings zurückhaltender sein.
- ✪ steht für Lebensmittel und Produkte, die in geringen Mengen den Speiseplan bereichern können. Sie sollten die so bewerteten Lebensmittel jedoch maßvoll genießen, da sie den Cholesterinspiegel erhöhen können.
- ϟ schließlich haben die Lebensmittel erhalten, die einen ungünstigen Einfluss auf den Cholesterinspiegel haben. Sie weisen einen hohen Fettgehalt auf, enthalten viele gesättigte Fettsäuren und/oder reichlich Cholesterin. Lebensmittel, die so bewertet sind, sollten Sie nur selten und in kleinen Mengen genießen. Achten Sie darauf, mit sehr guten Produkten für einen entsprechenden Ausgleich zu sorgen.

Alle Kalorien und Fettangaben beziehen sich auf 100 Gramm (g) beziehungsweise Milliliter (ml) des Lebensmittels. In einigen Fällen sind die Angaben auf eine Portion bezogen, dies ist dann für Sie deutlich erkennbar. Vergleichen Sie die Lebensmittel nur innerhalb einer Gruppe. Die Vergabe der Sterne ist keine absolute Beurteilung. Sie stellt vor allem eine Rangfolge innerhalb der Lebensmittelgruppe dar. Der Vergleich von Lebensmitteln unterschiedlicher Gruppen kann anhand der angegebenen Kalorien und des Fettgehalts erfolgen.

ACHTUNG

Weitere Zeichen und Abkürzungen

(H):	Produkte sind über einen Heimservice erhältlich.
(N):	Produkte sind im Naturkosthandel und Bioladen erhältlich.
(R):	Produkte sind in Reformhäusern erhältlich.
kcal:	Kilokalorien pro 100 Gramm Lebensmittel.
Fett:	Fettgehalt in Gramm pro 100 Gramm Lebensmittel.
F.i.Tr.:	Fettgehalt in der Trockenmasse.
EL:	Esslöffel.
TL:	Teelöffel.

Käse, Milch & Co.

Milch, Jogurt, Quark und Käse liefern wertvolles Eiweiß, eine nennenswerte Menge der Vitamine A und D sowie den Knochenbaustoff Kalzium. Das enthaltene Fett besteht überwiegend aus gesättigten Fetten. Damit die Vorzüge der Milchprodukte überwiegen, sollten Sie unbedingt die fettarmen Varianten bevorzugen.

TIPP

Fetter Käse – magerer Käse

Ob lose oder abgepackt, Käse muss immer Angaben zum Fettgehalt enthalten. Die Angabe erfolgt als Fettgehalt in der Trockenmasse, abgekürzt F.i.Tr. oder als absoluter Fettgehalt. Achten Sie genau auf die Bezeichnung! Der Fettgehalt F.i.Tr. entspricht nicht dem absoluten oder tatsächlichen Fettgehalt. Für eine grobe Annäherung an den tatsächlichen Fettgehalt kann man den Fettgehalt i.Tr. durch zwei teilen. Genauere Werte ergeben sich, wenn die F.i.Tr.-Angaben mit folgenden Faktoren multipliziert werden:

- Hartkäse x 0,7
- Schnittkäse x 0,6
- Weichkäse x 0,5
- Frischkäse x 0,3

Ein Frischkäse mit 60 Prozent Fett i. Tr. enthält also nur 18 Prozent Fett absolut, das entspricht 18 Gramm Fett pro 100 Gramm Käse. Ein Gouda mit 45 Prozent Fett i.Tr. kommt dagegen auf 27 Prozent Fett absolut, also 27 Gramm Fett pro 100 Gramm Käse.

Milch und Milchprodukte

Bewertung	Lebensmittel	kcal	Fett
✪✪✪	Actimel Classic 0,1 %	30	< 1
✪	Actimel Vanilla 2 %	80	2
✪✪	Benecol Joghurtdrink Erdbeer, Emmi	55	2
✪✪✪	Buttermilch	35	1
✪✪	Buttermilch mit Früchten	75	< 1
✪	Crème balance, Dr. Oetker	100	8
⚡	Crème double/Schmand	375	40
⚡	Crème fraîche	290	30
✪	Crème légère, Dr. Oetker	165	15
✪✪	Diätgetränk aus fettarmer Milch, becel pro aktiv	50	2
✪✪✪	Dickmilch, 1,5 % Fett	45	2
✪✪	Dickmilch, 3,5 % Fett	65	4
⚡	Erdbeer-Milchshake, McDonald's, Becher (0,25 l)	215	5
✪✪	Früchtequark, 20 %	129	5
✪✪	Früchtequark, mager	103	1
✪	Fruchtjogurt, 3,5 % Fett	100	3
✪✪	Fruchtjogurt fettarm, 1,5 % Fett	85	1
✪✪	Fruchtjogurt mager, 0,1 % Fett	75	< 1
✪✪	Fruchtmolke	65	< 1
✪✪	Jogurt natur, 3,5 % Fett	65	4
✪✪✪	Jogurt natur, fettarm, 1,5 % Fett	50	2
✪✪✪	Jogurt natur, mager, 0,1 % Fett	45	< 1
✪✪	Joghurtdrink Original, becel pro aktiv	50	2
⚡	Kaffeesahne, 20 % Fett	205	20
✪	Kakaomilch, 3,5 % Fett, Landliebe	75	9
✪✪	Kefir, 3,5 % Fett	65	4
⚡	Kondensmilch, 10 % Fett	175	10

Bewertung	Lebensmittel	kcal	Fett
✪✪	Kondensmilch, 4 % Fett	110	4
✪✪	Kräuterquark, 20 %	113	5
✪✪	LC1 Pur, 3,5 % Fett, Nestlé	75	3
✪✪	LC1 Trinkjoghurt Vanilla, 2 % Fett, Nestlé	85	2
ϟ	Mascarpone	420	42
✪✪✪	Milch, 0,1 % Fett (Magermilch)	36	< 1
✪✪✪	Milch, 1,5 % Fett (fettarme Milch)	48	2
✪	Milch, 3,5–3,8 % Fett (Vollmilch)	64	4
✪✪✪	Molke	25	< 1
✪✪	Quark, 20 %	100	4
ϟ	Quark, 40 %	143	10
✪✪✪	Quark, Magerstufe	75	< 1
ϟ	Sahnejogurt, natur, 10 % Fett	120	10
✪	Saure Sahne, 10 % Fett	117	10
✪	Schafjogurt, 5 % Fett, Heirler (R)	94	6
ϟ	Schlagsahne, 30 % Fett	288	30
✪✪	Yakult, probiotischer Drink	40	< 0,1
✪✪	Ziegenjogurt mild, Heirler (R)	65	4

Käse

Bewertung	Lebensmittel	kcal	Fett
ϟ	Appenzeller, 50 % F.i.Tr.	385	32
ϟ	Bavaria Blu, 50 % F.i.Tr.	350	31
ϟ	Bergkäse, 45 % F.i.Tr.	385	30
✪	Brie, 45 % F.i.Tr.	285	22
ϟ	Brie, 60 % F.i.Tr.	360	33
✪	Butterkäse, 30 % F.i.Tr.	245	15
ϟ	Butterkäse, 60 % F.i.Tr.	380	35
✪✪	Camembert, 30 % F.i.Tr.	210	13
ϟ	Camembert, 60 % F.i.Tr.	360	33
✪	Edamer, 30 % F.i.Tr.	255	16

Bewertung	Lebensmittel	kcal	Fett
✪	Edamer, 40 % F.i.Tr.	315	23
⚡	Emmentaler, 45 % F.i.Tr.	385	30
✪ ✪	Finesse Frischkäse mit Buttermilch, Du darfst	130	8
✪ ✪ ✪	Frischkäse, körniger	90	3
✪	Frischkäse, Doppelrahmstufe, 60 % F.i.Tr.	250	23
⚡	Gorgonzola	355	31
✪	Gouda, 30 % F.i.Tr.	255	16
⚡	Gouda, 45 % F.i.Tr.	365	29
⚡	Greyerzer, 45 % F.i.Tr.	405	32
✪ ✪	Limburger, 20 % F.i.Tr.	190	9
✪	Limburger, 45 % F.i.Tr.	285	22
✪	Mozzarella	230	16
✪	Parmesan, 32 % F.i.Tr.	355	23
✪ ✪	Ricotta, 60 % F.i.Tr.	175	15
✪	Romadur, 45 % F.i.Tr.	295	23
✪ ✪ ✪	Sauermilchkäse	130	1
✪	Schafskäse (Feta)	235	19
✪ ✪ ✪	Schichtkäse, 10 % F.i.Tr.	85	2
✪	Schmelzkäse, 45 % F.i.Tr.	290	22
⚡	Schmelzkäse, 60 % F.i.Tr.	320	27
⚡	Tilsiter, 45 % F.i.Tr.	355	28
✪ ✪	Weichkäse (Grüner Pfeffer), Du darfst	195	12
✪	Ziegenfrischkäse pur, 50 % F.i.Tr., Heirler (R)	280	21

Sojaprodukte als Milchersatz

Bewertung	Lebensmittel	kcal	Fett
✪ ✪	Bio Soya Drink Omega 3, Provamel	55	2

Bewertung	Lebensmittel	kcal	Fett
✪✪✪	Bio Soya Drink plus Calcium, Provamel	45	2
✪✪	Bio Soya Yofu natur, Provamel	60	3
✪	Soja Drink Kakao, Vitaquell (R)	83	2
✪✪✪	Soja Drink Natur, Vitaquell (R)	35	2
✪	Soya Macchiato, Alpro	70	2
✪	Soya Yofu Pfirsich, Alpro	80	2
✪✪✪	Yamato Soyaghurt natur, Heirler (R)	45	2

Fleisch, Wurst & Co.

Fleisch und Wurst muss auch bei einem hohen Cholesterinspiegel nicht komplett vom Speiseplan gestrichen werden. Sie schonen allerdings Ihren Stoffwechsel, wenn Sie regelmäßig fleischlose Tage einlegen. Bevorzugen Sie magere Sorten und Stücke und halten Sie die Portionen klein, so reduzieren Sie die Aufnahme gesättigter Fette. Wichtig ist auch eine fettarme Zubereitung. Verwenden Sie zum Braten eine beschichtete Pfanne und messen Sie das Bratfett ab. Die sehr cholesterinreichen Innereien sollten Sie möglichst meiden.

Fleisch, Geflügel und Wild

Bewertung	Lebensmittel	kcal	Fett
⚡	Brät	285	27
⚡	Brathähnchen mit Haut	165	10
⚡	Eisbein (Haxe)	210	15
⚡	Ente mit Haut	225	17
⚡	Gans mit Haut	340	31
⚡	Hackfleisch, gemischt	220	16

Bewertung	Lebensmittel	kcal	Fett
✪✪✪	Hähnchenbrust	100	1
✪✪	Hasenfleisch	115	3
✪✪	Hirschfleisch	115	3
✪✪	Kalbsbraten	125	5
✪✪	Kalbsbrust	130	6
✪✪	Kalbsfilet	110	3
✪✪	Kalbsgulasch	125	5
✪✪	Kalbshaxe	125	4
✪	Kalbskotelett	145	8
✪✪	Kalbsschnitzel	100	2
✪✪	Kalbssteak	105	3
✪✪	Lammfilet	115	3
⚡	Lammfleisch	220	17
⚡	Lammkotelett	210	16
✪✪	Pferdefleisch	115	3
⚡	Poularde mit Haut	240	18
✪✪✪	Putenbrust	105	1
✪✪	Rehfleisch	120	4
✪✪	Rinderfilet	120	4
✪	Rindergulasch	155	9
✪	Rinderhack	200	14
✪✪	Rindersteak	145	6
✪	Rindfleisch (Bratenfleisch)	155	9
⚡	Rindfleisch (Suppenfleisch)	225	16
✪✪	Rindsroulade	120	4
✪✪	Roastbeef	130	4
⚡	Schweinebauchspeck	795	89
✪✪	Schweinefilet	105	2
✪	Schweinefleisch (Bratenfleisch)	175	11
✪	Schweinegulasch	175	11
⚡	Schweinehack	250	20
✪	Schweinekotelett	170	10

Bewertung	Lebensmittel	kcal	Fett
✪✪	Schweineschnitzel, mager	105	2
✪	Schweinesteak	170	10
⚡	Suppenhuhn	255	20
✪✪	Tatar (Schabefleisch)	115	3
✪✪	Wildkaninchen	110	2

Innereien

Bewertung	Lebensmittel	kcal	Fett
⚡	Gänseleber	130	4
⚡	Hähncheninnereien	140	5
⚡	Kalbsbries	100	3
⚡	Kalbshirn	115	8
⚡	Kalbsleber	140	4
⚡	Kalbslunge	85	2
⚡	Kalbsnieren	110	5
⚡	Rinderleber	140	4
✪	Rindermagen/Kutteln	95	4
⚡	Schweineleber	115	3
⚡	Schweinenieren	110	5

Fleisch- und Wurstwaren

Bewertung	Lebensmittel	kcal	Fett
⚡	Bauernbratwurst	305	25
✪✪	Bierschinken	180	12
✪✪	Bremer Pinkel	210	11
⚡	Cervelatwurst	370	32
⚡	Cocktailwürstchen, Konserve	305	28
✪✪✪	Corned Beef	140	6
⚡	Debreziner	330	30
⚡	Fleischkäse	300	28
⚡	Gänseleberpastete	245	18

Fleisch, Wurst & Co.

Bewertung	Lebensmittel	kcal	Fett
✪✪	Geflügelmortadella	140	9
✪✪✪	Gekochter Schinken	115	4
⚡	Gelbwurst	285	27
✪	Hacksteak	200	15
⚡	Hausmacher Blutwurst	345	31
✪	Jagdwurst	220	17
⚡	Kalbsleberwurst	315	27
✪✪	Kasseler	170	11
⚡	Krakauer	305	28
✪✪✪	Lachsschinken	115	4
⚡	Lammfleisch-Salami	350	30
⚡	Landjäger	455	44
⚡	Leberwurst, grob	325	28
⚡	Lyoner	265	24
⚡	Mettwurst, grob	310	27
⚡	Mortadella	280	24
✪✪	Pfälzer Saumagen	160	7
✪✪	Putenbraten »Roast Turkey«, Gutfried	160	6
✪	Putensalami, Du darfst	265	19
✪✪	Rauchfleisch	130	6
✪✪	Rinderbierschinken	195	12
✪	Salami, Du darfst	265	19
⚡	Salami, im Durchschnitt	360	31
⚡	Schinkensalami	350	30
✪✪	Schinkenspeck	150	8
⚡	Schinkenwurst	295	28
✪	Schwartenmagen	180	11
⚡	Schweinebauch	275	24
✪✪	Schweinefleisch in Aspik	155	9
⚡	Teewurst, Du darfst	305	27
⚡	Teewurst, Rügenwälder Art	295	25

Bewertung	Lebensmittel	kcal	Fett
⚡	Trüffelleberwurst	320	29
✪	Truthahn-Mortadella, Gutfried	240	20
✪	Weißwurst	270	24
⚡	Wiener Würstchen	305	28

Aus Meer und Fluss

Fisch versorgt den Organismus mit leicht verdaulichem Eiweiß, wertvollen Vitaminen und vor allem Jod. Fettfische wie Hering, Lachs und Makrele sind außerdem besonders reich an Omega-3-Fettsäuren. Ein bis zwei Fischmahlzeiten sollten Sie deshalb pro Woche einplanen. Bereiten Sie den Fisch fettarm zu, zum Beispiel gedünstet auf Gemüse, in Folie oder als Ragout. Krabben, Austern und Muscheln enthalten deutlich mehr Cholesterin als Fisch, genießen Sie diese Produkte deshalb eher selten. Bei Fischkonserven und zubereiteten Fischsalaten sollten Sie zurückhaltend sein. Denn diese Produkte enthalten häufig zusätzliches Fett.

Fische, Krebse, Muscheln

Bewertung	Lebensmittel	kcal	Fett
⚡	Aal	265	22
⚡	Austern	65	1
✪✪	Bachsaibling	95	2
✪	Flusskrebs	90	1
✪✪✪	Forelle	125	3
✪	Garnelen	100	2
✪✪✪	Heilbutt	110	2
✪✪✪	Hering	135	6

Aus Meer und Fluss

Bewertung	Lebensmittel	kcal	Fett
✪	Hummer	90	1
✪	Jacobsmuschel	75	1
✪✪✪	Kabeljau (Dorsch)	90	1
✪✪	Karpfen	120	4
✪	Krabben	90	1
✪✪✪	Lachs	130	6
✪	Languste	100	2
✪✪	Makrele	210	14
✪✪	Matjeshering	275	23
✪	Miesmuschel	65	1
✪✪✪	Rotbarsch, Goldbarsch	125	4
✪✪✪	Rotzunge	85	1
✪✪	Sardinen	140	5
✪✪✪	Schellfisch	90	1
✪✪✪	Scholle	105	2
✪✪✪	Seelachs	95	1
✪✪✪	Seeteufel	75	2
✪✪✪	Seezunge	95	2
✪	Sprotten	215	17
✪✪✪	Steinbutt	95	2
✪✪	Thunfisch	255	17
✪	Venusmuschel	75	1
✪✪✪	Zander	95	1

Fischprodukte

Bewertung	Lebensmittel	kcal	Fett
⚡	Anchovis	325	30
✪✪	Bismarckhering	180	12
✪	Brathering	195	10
✪✪	Forelle, geräuchert	120	4
⚡	Hering in Öl	335	31

Bewertung	Lebensmittel	kcal	Fett
✪	Heringsfilet in Dillrahmcreme	170	13
✪	Heringsfilet in Tomatensoße	185	13
⚡	Kaviar	260	16
✪✪	Lachs, geräuchert	140	7
⚡	Makrele in Öl	315	29
✪✪	Makrele, geräuchert	190	13
⚡	Sardine in Öl	265	23
✪✪	Thunfisch im eigenen Saft	175	12
⚡	Thunfisch in Öl	345	31

Fette, Öle, Eier

Ganz ohne Fett geht es nicht, aber Sie sollten hier ganz besonders sparsam und wählerisch sein. Gut beurteilt wurden Fette, die ein ausgewogenes Fettsäuremuster aufweisen. Halbfettmargarine kann, muss aber nicht gut sein. Nur wenn die Fettsäuren stimmen, gibt es drei Sterne. Verzichten Sie, wenn Sie Brot oder Brötchen mit Wurst- und Käse belegen, auf das Streichfett. Butter muss nicht tabu sein. Wenn Sie sparsam damit umgehen und durch die Wahl der restlichen Fette einen Ausgleich schaffen, können Sie auch etwas Butter verwenden. Auf Eier müssen Sie ebenfalls nicht gänzlich verzichten, ein sonntägliches Frühstücksei können Sie sich gerne gönnen.

Fette und Öle

Bewertung	Lebensmittel	kcal	Fett
✪✪	Butter	740	83
✪	Butterschmalz	880	100
✪✪✪	Deli Reform Active	350	39

EINKAUFS-TABELLEN

Fette, Öle, Eier

Bewertung	Lebensmittel	kcal	Fett
✪✪✪	Diät-Halbfettmargarine 40 %, Becel Pro activ	360	40
✪	Distelöl	880	100
✪✪	Erdnussöl	8780	99
✪	Gänsefett/-schmalz	885	100
✪✪	Halbfettbutter, Du darfst	365	39
✪✪	Haselnussöl	880	100
⚡	Kokosfett, gehärtet	880	99
✪✪	Kräuterbutter	650	73
✪✪	Kürbiskernöl	880	100
✪✪	Lätta mit Joghurt	365	39
✪✪✪	Leinöl	880	100
✪✪	Maiskeimöl	885	100
✪✪✪	Olivenöl	880	100
✪✪	Omega 3 Pflanzen-Margarine, Vitaquell (R)	720	80
✪✪	Omega 3 Pflanzenöl, Becel	900	100
✪	Palmin Soft	900	100
✪	Palmkernfett	880	99
✪✪	Rama	630	70
✪✪✪	Rama Balance	370	39
✪✪✪	Rapsöl	875	99
✪	Sanella	675	75
✪	Schweineschmalz	880	100
✪✪	Sesamöl	880	100
✪✪	Sojaöl	870	99
✪✪	Sonnenblumenöl	880	100
✪✪✪	Vital Fettarme Diät Margarine, 40 % Fett, Becel	360	40
✪✪	Vitazell leicht Diät-Pflanzen-margarine, Vitaquell (R)	360	40
✪✪	Walnussöl	880	100
✪✪	Weizenkeimöl	880	100

Eier

Bewertung	Lebensmittel	kcal	Fett
✪	Entenei, Stück	90	8
✪	Hühnerei, Stück (60 g)	90	7
✪	Hühnerei, Eigelb (20 g)	70	7
✪✪✪	Hühnerei, Eiweiß (40 g)	20	< 1

Getreide und was daraus gemacht wird

Brot, Reis, Nudeln, Müsli sind ideale Lebensmittel. Sie enthalten kaum Fett, dafür aber reichlich Vitamine, Mineralstoffe und Ballaststoffe. Bevorzugen Sie Produkte aus vollem Korn wie Vollkornbrot, Naturreis oder Vollkornnudeln. Doch Vorsicht: Nicht jedes dunkle Brot besteht aus vollem Korn. Nur echtes Vollkorn darf sich auch so nennen. Bei Nudeln sollten Sie eifreie Sorten wählen. Fertigmüslis enthalten manchmal viel Zucker. Achten Sie auf die Zutatenliste und lassen Sie die zuckrigen Sorten im Regal stehen. Mischen Sie sich stattdessen Ihr eigenes Müsli aus Hafer- oder Vierkornflocken, Sonnenblumenkerne und Leinsamen, dazu frisches Obst und Joghurt – und Sie haben ein perfektes Frühstück.

Getreide, Mehl und Flocken

Bewertung	Lebensmittel	kcal	Fett
✪✪✪	Buchweizen	340	2
✪✪✪	Dinkel	315	2
✪✪✪	Dinkelvollkorngrieß	330	3
✪✪✪	Gerste	320	2
✪✪	Gerste, Graupen	339	1

Bewertung	Lebensmittel	kcal	Fett
✪✪✪	Grünkern	324	3
✪✪✪	Hafer, ganzes Korn	353	7
✪✪✪	Haferflocken	370	7
✪✪✪	Hirse	331	4
✪✪✪	Mais	331	4
✪✪	Maisgrieß (Polenta)	345	1
✪	Reis, geschält	349	1
✪	Reis, parboiled	351	1
✪✪✪	Reis, ungeschält	349	2
✪✪✪	Roggen	294	2
✪✪✪	Roggenvollkornmehl	294	2
✪	Stärke (Mais, Reis)	350	1
✪✪✪	Weizen	313	2
✪✪✪	Weizenbackschrot, Type 1700	321	2
✪✪	Weizengrieß	326	1
✪✪	Weizenkeime	314	9
✪✪	Weizenkleie	172	5
✪✪	Weizenmehl, Type 1050	334	2
✪	Weizenmehl, Type 405	337	1
✪✪✪	Weizenvollkornflocken	313	2
✪✪✪	Weizenvollkornmehl	309	2

Brot und Brötchen

Bewertung	Lebensmittel	kcal	Fett
✪	Baguette	248	1
✪	Brötchen, hell	248	1
✪	Fladenbrot	235	1
✪✪✪	Grahambrot	212	1
✪✪	Graubrot	210	1
✪✪	Graubrot mit Kleie	208	1
✪✪	Knäckebrot (Roggen)	336	1

Bewertung	Lebensmittel	kcal	Fett
✪ ✪	Knäckebrot (Weizen)	359	2
✪	Laugengebäck	340	3
✪ ✪ ✪	Pumpernickel	188	1
✪ ✪ ✪	Roggenbrötchen	223	1
✪ ✪	Roggenmischbrot	210	1
✪ ✪ ✪	Roggenvollkornbrot	188	1
✪ ✪ ✪	Roggenvollkornbrötchen	197	1
✪	Toastbrot	253	3
✪ ✪ ✪	Vollkornbrötchen	222	2
✪ ✪ ✪	Vollkornbrot mit Kleie	187	1
✪ ✪	Vollkorntoast	215	3
✪	Weißbrot	235	1
✪ ✪ ✪	Weizenvollkornbrot	212	1

Müsli

Bewertung	Lebensmittel	kcal	Fett
✪ ✪	Beeren-Müsli, Alnatura	340	7
✪	Clusters Mandel-Nuss, Nestlé	95	9
✪ ✪	Cornflakes	355	1
✪	Cranberry Müsli, Kölln	350	6
✪	DayVita Choco, Kellog's	345	6
✪	Fitness & Fruits, Nestlé	355	2
✪ ✪	Früchte-Müsli	340	6
✪ ✪	Haferfleks mit Kleie »prebiotisch«, Kölln	330	7
✪	Krunchy Klassik, Barnhouse (N)	355	10
✪ ✪ ✪	Mehrkornflocken ohne weitere Zusätze	325	3
✪ ✪ ✪	Multikorn Flocken, Kölln	330	5
✪	Multikorn Schoko-Vollkorn Müsli, Kölln	380	13
✪	Schoko-Müsli	390	12

Bewertung	Lebensmittel	kcal	Fett
ϟ	Smacks, Kellogg's	375	2
✪	Toppas, Kellog's	345	2

Teigwaren

Bewertung	Lebensmittel	kcal	Fett
✪	Nudeln mit Ei	350	3
✪✪	Nudeln ohne Ei	350	1
✪	Spätzle, gekocht	140	3
✪✪	Vollkornnudeln mit Ei	335	4
✪✪✪	Vollkornnudeln mit Weizenkeimen	320	3
✪✪✪	Vollkornnudeln ohne Ei	325	3

Frisch und knackig

Gemüse sollte mehrmals täglich auf Ihrem Speiseplan stehen. Es ist cholesterinfrei, enthält kaum Kalorien und ist praktisch fettfrei. Gemüse versorgt den Körper mit lebensnotwendigen Vitaminen, Mineralstoffen, Ballaststoffen und bioaktiven Substanzen. Wenn es schnell gehen muss, ist Tiefkühl-Gemüse eine gute Wahl. Die Nährwerte entsprechen weitgehend denen von Frischgemüse. Ist das Gemüse bereits fertig abgeschmeckt oder zubereitet, enthält es meist auch Fett und wird deshalb weniger gut beurteilt. Obst liefert ebenfalls reichlich gesunde Stoffe, deshalb dürfen Sie auch hier zugreifen. Vorsicht jedoch bei Trockenfrüchten. Diese liefern geballte Energie und sind deshalb für Menschen mit Übergewicht weniger empfehlenswert.

Gemüse

Bewertung	Lebensmittel	kcal	Fett
✪✪✪	Gemüse natur, alle Sorten, roh oder schonend gegart	10–70 je nach Sorte	0–1

Gemüseprodukte und Tiefkühlgemüse

Bewertung	Lebensmittel	kcal	Fett
✪✪✪	Apfelrotkohl, Eismann (H)	60	1
✪✪	Bohnensalat, Sauerkonserve	20	< 1
✪✪✪	Edler Garten Mix, Frosta	30	< 1
✪✪	Gewürzgurken, Sauerkonserve	15	0
✪	Oliven	145	14
✪	Rahm-Gartengemüse, Iglo	95	6
✪✪	Rahm Kohlrabi, Iglo	85	5
✪✪	Rahm-Spinat, Iglo	55	3
✪	Blattspinat mit Mozzarella, Iglo	100	7
✪	Ratatouille, Bofrost (H)	130	10
✪✪✪	Romanesco-Gemüse-Mix, Bofrost (H)	30	< 1
✪✪✪	Sauerkraut Mildessa, Hengstenberg	15	< 1
✪✪	Senfgurken, Sauerkonserve	15	0
✪	Suppengemüse mit würziger Gemüsebrühe, Iglo	120	11
✪✪✪	Suppengemüse, Eismann (H)	50	< 1
✪✪	Tomaten, Konserve	10	0
✪✪✪	Wok Mix, Frosta	25	< 1

Pilze

Bewertung	Lebensmittel	kcal	Fett
✪✪✪	Austernpilze	10	< 1
✪✪✪	Champignons, frisch	15	< 1

Bewertung	Lebensmittel	kcal	Fett
✪✪	Champignons, Konserve	15	0
✪✪✪	Pfifferlinge	10	1
✪✪✪	Shiitakepilze	40	< 1
✪✪✪	Steinpilze	20	< 1

Obst und Trockenfrüchte

Bewertung	Lebensmittel	kcal	Fett
✪✪✪	Obst, alle Sorten, frisch und roh	20–70 je nach Sorte	0–1
✪✪	Obst, alle Sorten, gekocht oder gedünstet	20–70 je nach Sorte	0–1
✪	Avocado	215	24
✪✪	Banane	95	0
✪	Trockenfrüchte	250–300 je nach Sorte	1

Kartoffeln und Kartoffelprodukte

Kartoffeln sind, wenn sie als Pell- oder Salzkartoffeln auf den Tisch kommen, ausgesprochen gesund. Weder Cholesterin noch Fett, dafür aber jede Menge Vitamine und Mineralstoffe stecken in den Knollen. Alle gebratenen und frittierten Varianten liefern jedoch oft viel Fett. Vorsicht bei Frittiertem: Je nach verwendetem Fett kann die Speise größere Mengen der unerwünschten Transfettsäuren enthalten.

Kartoffeln und Kartoffelprodukte

Bewertung	Lebensmittel	kcal	Fett
✪	Bratkartoffeln	115	7
✪	Kartoffelgratin	105	6
✪✪✪	Kartoffelklöße aus Knödelpulver, halb und halb	95	< 1
✪	Kartoffelkroketten	150	8
✪✪✪	Kartoffeln (Pellkartoffeln, Salzkartoffeln)	70	< 1
✪	Kartoffelpuffer	155	7
✪	Kartoffelpüree aus Trockenprodukt	95	5
✪✪	Kartoffelsalat »westfälisch« mit Speck und Weißkohl	55	1
✪	Kartoffelsalat mit Mayonnaise	100	5
✪✪	Klöße von rohen Kartoffeln (Thüringer Klöße)	80	2
✪	Pommes frites	125	5
✪✪	Schupfnudeln	125	2

Hülsenfrüchte, Sojaprodukte, Nüsse und Samen

Bohnen, Linsen, Kichererbsen, Sojabohnen und alle anderen Hülsenfrüchte sind cholesterinfrei und ballaststoffreich. Sie liefern außerdem wertvolles pflanzliches Eiweiß und sind deshalb ideale Lebensmittel bei einem erhöhten Cholesterinspiegel. Vorsicht: Sojabratlinge als Fertigprodukt oder Sojawürstchen können sehr fettreich sein und sind nicht immer empfehlenswert. Nüsse und Samen enthalten zwar ziemlich viel Fett, doch die ungesättigten Fettsäuren überwiegen. In kleinen Mengen genossen, sind sie deshalb durchaus empfehlenswert, zum Beispiel als kleine Knabberei zwischendurch, über Salate oder Müsli gestreut.

Hülsenfrüchte und Sojaprodukte

Bewertung	Lebensmittel	kcal	Fett
✪✪✪	Dicke Bohnen (Saubohnen), gegart	100	1
✪✪✪	Erbsen, gegart	145	1
✪✪✪	Kichererbsen, gegart	115	< 1
✪✪✪	Kidney-Bohnen, gegart	65	< 1
✪✪✪	Linsen, gegart	115	1
✪✪	Räuchertofu mild, Heirler (R)	140	8
✪✪✪	Sojabohnen, gegart	150	10
ϟ	Sojabratlinge	345	25
ϟ	Sojawürstchen	360	34
✪✪	Tofu	75	5
✪✪✪	Weiße Bohnen, gegart	110	1

Nüsse und Samen

Bewertung	Lebensmittel	kcal	Fett
✪	Cashewnüsse	570	42
✪✪	Erdnüsse	560	48
✪	Haselnüsse	635	62
ϟ	Kokosnuss	360	37
✪	Kürbiskerne	560	46
✪✪	Leinsamen	370	31
✪✪	Mandeln	570	54
✪✪	Maronen, geröstet	240	11
✪	Pinienkerne	575	51
✪	Sesam	560	50
✪	Sonnenblumenkerne	575	49
✪✪	Walnüsse	655	63

Allerlei Süßes

Eine Kaffeetafel ohne Kuchen? Ein sommerlicher Stadtbummel ohne Besuch in der Eisdiele? Für viele kaum vorstellbar. Süßes gehört manchmal einfach dazu. In Maßen genossen, geht das natürlich auch bei einem erhöhten Cholesterinspiegel. Doch Vorsicht: Kuchen, Süßigkeiten und Eis liefern neben Zucker oft viel Fett und zwar oft gesättigte Fettsäuren und zum Teil auch Transfettsäuren. Achten Sie auf die Zutatenliste! Produkte, die gehärtete Fette enthalten, sollten Sie meiden. Mit der richtigen Auswahl belasten Sie Ihren Cholesterinspiegel kaum. Sorgen Sie mit reichlich Gemüse und Vollkornprodukten für den nötigen Ausgleich.

Kuchen

Bewertung	Lebensmittel	kcal	Fett
✪	Apfelkuchen gedeckt aus Mürbeteig	230	9
✪✪	Apfelstrudel (Strudelteig)	165	6
⚡	Bienenstich	300	16
✪	Biskuitrolle mit Erdbeeren und Sahne	215	12
✪✪	Dinkel-Tortenboden aus Vollkornmehl, NaturataSpielberger (N)	285	5
⚡	Donauwellen, Eismann (H)	330	19
⚡	Dresdner Stollen	410	22
✪	Erdbeerschnitte aus Blätterteig	225	12
⚡	Käsekuchen aus Mürbeteig	275	14
✪	Käsesahnetorte	260	12
⚡	Linzertorte	415	24
⚡	Mango-Crème-Fraîchetorte, Eismann (H)	230	20

Bewertung	Lebensmittel	kcal	Fett
⚡	Marmorkuchen	390	22
⚡	Mohnrolle aus Hefeteig	375	20
⚡	Muffins mit Schokolade	285	12
⚡	Nusskranz (aus Hefeteig)	365	16
⚡	Nusskuchen (Rührkuchen)	455	32
✪	Obstkuchen (belegter Biskuit)	230	10
⚡	Sachertorte	335	14
⚡	Schokoladen-Nuss-Torte aus Rührmasse	410	25
⚡	Schoko Mandel Kuchen Comtess, Bahlsen	435	23
⚡	Schwarzwälder Kirschtorte	315	14
⚡	Streuselkuchen aus Hefeteig	375	15
⚡	Zitronenkuchen Comtess, Bahlsen	440	23
✪✪	Zwetschgenkuchen aus Hefeteig (ohne Streusel)	170	4

Kekse und Kleingebäck

Bewertung	Lebensmittel	kcal	Fett
✪✪	Akora Vollmilch, Bahlsen	375	10
✪	Berliner (Pfannkuchen)	320	13
⚡	Buttergebäck aus Mürbeteig	500	26
✪	Butterkeks	430	11
⚡	Butterkeks mit Bitterschokolade	500	26
✪	Cantucci (italienische Mandelkekse)	450	23
✪	Donuts mit Mandeln	390	20
✪	Hafer-Dinkel-Kekse, Alnatura	440	16
⚡	Haferflocken-Nussgebäck	475	31
⚡	Hannover Waffeln, Bahlsen	545	34
✪	Löffelbiskuit	415	8
✪	Nürnberger Lebkuchen	400	14

Bewertung	Lebensmittel	kcal	Fett
⚡	Nusshörnchen aus Hefeteig	390	23
✪	Plundergebäck	310	14
✪✪	Russisch Brot	380	1
⚡	Schweinsohren	500	30
⚡	Spekulatius	490	26
✪	Vollkornkekse	470	24
⚡	Windbeutel	465	28
✪	Zimtsterne	455	26
✪✪	Zwieback	365	4

Süßigkeiten

Bewertung	Lebensmittel	kcal	Fett
✪	After Eight, Stück	35	1
✪	Bitterschokolade, 20 g	80	4
✪	Choco Crossies, Stück	25	1
✪	Gummibärchen, 20 g	70	0
⚡	Hanuta, Stück	120	8
✪✪	Kaugummi, Stück	10	0
✪	Lakritze, 50 g	185	1
✪	Marzipan, 30 g	140	5
✪	Marzipanschokolade, 20 g	100	6
⚡	Mon Chéri, Stück	55	2
✪	Popcorn süß, 40 g	150	2
⚡	Rocher, Stück	70	5
⚡	Schokokuss, Stück	100	3
⚡	Trauben-Nuss-Schokolade, 20 g	90	3
⚡	Trüffelpraline, Stück	60	4
⚡	Vollmilch-Nuss-Schokolade, 20 g	105	6
⚡	Vollmilchschokolade, 20 g	105	6
⚡	Weinbrand-Bohne, Stück	45	1
⚡	Weiße Schokolade, 20 g	110	6

Bewertung	Lebensmittel	kcal	Fett
⚡	Yes, Stück	175	10
✪	Zartbitterschokolade, 20 g	100	6

20 g Schokolade sind je nach Sorte 2 bis 3 Stückchen.

Riegel und Fruchtschnitten

Bewertung	Lebensmittel	kcal	Fett
✪✪	Apfel-Walnuss-Fruchtschnitte, Allos (N), Stück	150	7
✪	Aprikosen-Fruchtschnitte, Alnatura, Stück	285	13
⚡	Ballisto Korn-Mix, Stück	100	5
✪✪	Corny Schoko-Banane, Schwartau, Stück	105	4
✪	Milch-Schnitte, Stück	115	7
✪✪	Müsli-Riegel Apfel, Alnatura, Stück	90	1,5
⚡	Nuts, Riegel	276	14
⚡	Pick up, Bahlsen, Stück	145	7

Desserts

Bewertung	Lebensmittel	kcal	Fett
✪✪✪	Apfelmus, Apfelkompott	65	< 1
✪	Apfelpfannkuchen	145	8
✪✪✪	Bratapfel mit Vanillesoße	75	2
✪✪✪	Götterspeise Himbeer-Geschmack, Dr. Oetker	75	0
✪✪	Grießflammeri	125	5
⚡	Kaiserschmarrn	250	13
✪✪	Milchreis mit Zucker und Zimt	130	3
⚡	Mousse au chocolat, Müller	175	8
✪	Pfannkuchen mit Konfitüre	180	9
✪✪✪	Pflaumenkompott	60	< 1

Bewertung	Lebensmittel	kcal	Fett
✪✪✪	Quarkspeise mit Erdbeeren	100	1
✪✪✪	Rote Grütze	70	< 1
✪	Sahne Pudding Bourbon Vanille, Dr. Oetker	150	9
✪	Schoko & Sahne, Weight Watchers	120	4
✪✪	Schokoladenpudding mit Vanillesoße	130	3
✪✪	Soya Dessert Vanille, Alpro	80	2
ϟ	Tiramisu, Zott	315	18
✪✪	Topfenpalatschinken	175	5
✪✪	Vanillepudding	125	3
✪	Zitronencreme	190	10

Eis

Bewertung	Lebensmittel	kcal	Fett
✪	Aprikose-Mango, Leichter Genuss, Langnese Cremissimo	180	5
✪✪✪	Caretta Orange, Schöller, Stück	50	0
✪	Chocolate Chips, Mövenpick	205	8
✪✪	Citronen Sorbet, Mövenpick	125	< 1
✪	Cornetto Bottermelk Zitrone, Langnese, Stück	235	11
ϟ	Cornetto Haselnuss, Langnese, Stück	310	18
✪✪	Erdbeereis	105	2
✪✪	Frubetto Joghurt Waldfrucht, Schöller, Stück	90	2
✪✪	Fruchteis im Durchschnitt	130	1
ϟ	Magnum classic, Stück	305	19
✪✪	Milk Flip, Schöller, Stück	25	< 1
✪	Nucki Joghurt Kirsch, Schöller, Stück	190	8

Bewertung	Lebensmittel	kcal	Fett
⚡	Nucki Nuss, Schöller, Stück	250	16
✪	Schokoladeneis	190	10
✪✪	Solero Exotic, Langnese, Stück	130	3
✪	Vanilleeis	180	9
✪	Vanilleeis mit Schlagsahne und Früchten	125	8
⚡	Viennetta, Erdbeer, Langnese	260	17
✪	Walnuts, Mövenpick	235	11
✪	Zitroneneis	135	< 1

Süße Brotaufstriche und Süßungsmittel

Süße Brotaufstriche sind meist sehr zucker- und fettreich. Fett können Sie einsparen, indem Sie anstelle von Margarine oder Butter Quark als »Unterlage« verwenden. Die Kalorien- und Fettangaben in dieser Tabelle beziehen sich immer auf zwei gehäufte Teelöffel, also ungefähr 20 Gramm.

Süße Brotaufstriche

Bewertung	Lebensmittel	kcal	Fett
✪	Erdnussmus	115	10
✪✪✪	Frucht pur Aprikose, Allos (N)	25	< 1
✪✪✪	Fruchtaufstrich, diverse Sorten, Du darfst	30	< 1
✪✪	Fruttissima, diverse Sorten, Schwartau	30	< 1
✪	Honig	60	0
✪	Konfitüre (Durchschnitt)	55	< 1

Bewertung	Lebensmittel	kcal	Fett
✪	Mandelmus	120	11
ϟ	Nuss-Nougat-Creme	105	6
✪✪	Pflaumenmus	45	< 1

Gehen Sie mit Süßungsmitteln sparsam um. Dies gilt in besonderem Maße, wenn die Triglyzeridwerte erhöht sind. Süßstoffe sind nur bedingt eine Alternative. Sie sind zwar kalorienfrei, doch sie verleiten meist zu häufigem Süßkonsum. Die bessere Alternative: Versuchen Sie, sich an weniger süße Speisen zu gewöhnen.

ACHTUNG

Vorsicht bei Diabetiker-Süße

Fruchtzucker, Sorbit und andere Süßungsmittel, die als Diabetiker-Süßen oder Zuckeraustauschstoffe angepriesen werden, sollten Sie auf jeden Fall meiden. Denn Fruchtzucker lässt die Triglyzerid-Werte ansteigen. Süßen Sie stattdessen sparsam mit Zucker, Honig oder anderen Süßungsmitteln. Übrigens auch Diabetikern wird inzwischen vom Konsum dieser Produkte abgeraten.

Die Kalorien- und Fettangaben in der folgenden Tabelle beziehen sich immer auf zwei Teelöffel, also ungefähr 20 Gramm. Ausnahme Süßstoffe: Hier gelten die Angaben für ein Gramm.

Süßungsmittel

Bewertung	Lebensmittel	kcal	Fett
✪✪	Ahornsirup	55	0
✪✪	Apfelkraut, ungesüßt	45	2

Bewertung	Lebensmittel	kcal	Fett
✪✪	Birnenkraut, ungesüßt	40	1
✪	Brauner Zucker	80	0
ϟ	Fruchtzucker	80	0
✪	Honig	60	0
✪✪	Süßstoffe (Acesulfam, Cyclamat, Saccharin), 1 g	2	0
✪	Traubenzucker	80	0
✪	Zucker, Puderzucker	80	0
ϟ	Zuckeraustauschstoffe (Mannit, Sorbit, Xylit)	50	0

Zum Kochen und Verfeinern

Ohne Würze – süß oder pikant – geht es nicht. Da Sie Gewürze und Würzmittel meist nur in geringen Mengen verzehren, belasten Sie Ihren Cholesterinspiegel wenig. Doch auch hier gibt es gute und weniger gute Alternativen. Mit Salz sollten Sie sparsam umgehen, denn einige Menschen reagieren auf hohen Salzkonsum mit hohem Blutdruck. Greifen Sie stattdessen zu Kräutern und Gewürzen.

Gewürze und Würzmittel

Bewertung	Lebensmittel	kcal	Fett
✪	Crème fraîche, 1 EL	60	6
ϟ	Culinesse Pflanzencreme, Rama, 1 EL	110	12
✪✪	Essig, 1 EL	2	0
✪	Fleischbrühe, 100 ml	50	3
✪✪	Gemüsebrühe, 100 ml	20	2
✪✪✪	Gewürze, Gewürzmischungen, 1 g	2	0

Bewertung	Lebensmittel	kcal	Fett
✪✪✪	Kräuter (frisch, getrocknet, tiefgefroren)	2	< 1
✪	Kräutersalz	0	0
✪	Maggi-Würze	< 1	< 1
✪✪✪	Meerrettich, frisch, 1 TL	3	< 1
⚡	Sahnemeerrettich, 1 EL	90	8
⚡	Salz		
✪✪	Saure Sahne (10 % Fett), 1 EL	30	2
✪✪	Senf, 1 TL	8	< 1
✪	Sojasoße, 1 EL	8	< 1
✪✪	Tabascosoße	< 1	< 1
✪✪	Tomatenmark, 1 EL	20	< 1
✪	Worcestersoße	< 1	< 1

Backzutaten

Bewertung	Lebensmittel	kcal	Fett
✪✪	Backpulver, Päckchen	15	0
✪✪	Gelatine, Blatt	5	< 1
✪✪	Hefe, Würfel	35	1
✪	Kakaopulver, 1 EL	40	3
⚡	Kokosraspeln, 20 g	120	13
✪	Marzipanrohmasse, 20 g	100	7
✪	Vanillinzucker, Päckchen	30	0

Fertigprodukte

Fertigprodukte füllen inzwischen immer mehr Regale im Supermarkt. Vom kompletten Menü bis zur getrockneten Salatkräutermischung ist für jeden Anlass und jeden Geschmack etwas dabei. Gewöhnen Sie sich an, vor dem Kauf einen Blick auf die Zutatenliste und die Nährwertangaben zu werfen. So können Sie abschätzen, ob ein Produkt für Sie geeignet ist. Tipp: Ergänzen Sie die schnellen Mahlzeiten mit frischem Gemüse, Salat oder Obst.

Suppen

Bewertung	Lebensmittel	kcal	Fett
✪	Broccolicreme-Suppe, Knorr Feinschmecker, Teller	130	9
✪✪	Buchstaben Suppe, Knorr Suppenliebe, Teller	90	1
✪✪	Chinesische Nudel-Suppe, Knorr activ, Portion	110	2
✪✪✪	Französische Zwiebel-Suppe, Knorr Feinschmecker, Teller	70	2
✪✪✪	Frühlings Gemüse Suppe, Knorr Gemüse satt, Teller	110	2
✪✪	Huhn mit Nudeln, Maggi Heißer Becher, Portion	35	< 1
✪	Jägersuppe, Knorr-Unox, Portion	115	5
✪✪✪	Kartoffel-Bärlauch-Suppe, Erasco, Portion	55	2
✪✪✪	Kürbis-Creme-Suppe, Maggi Meisterklasse, Portion	84	1
⚡	Ochsenschwanzsuppe, Knorr-Unox, Portion	135	8
✪✪	Rindfleisch-Suppe mit Nudeln, Knorr Suppenliebe, Teller	80	1

Bewertung	Lebensmittel	kcal	Fett
✪✪	Spargel-Cremesuppe, Maggi Meisterklasse, Portion	83	2
⚡	Spargelcreme-Suppe, Knorr Feinschmecker, Teller	155	11
✪✪	Tomaten Mozzarella Suppe mit Nudeln und Basilikum, Knorr activ, Portion	100	1
✪✪✪	Tomaten-Creme Suppe »fettarm«, Maggi Meisterklasse, Portion	80	< 1
✪	Waldpilz-Cremesuppe, Maggi Meisterklasse, Portion	140	8

Fertiggerichte und Snacks

Bewertung	Lebensmittel	kcal	Fett
✪✪	Alaska Seelachsfilet, Du darfst, Portion	205	4
✪	Broccoli-Nudelauflauf, Bofrost (H), Portion	325	15
✪	Chili con Carne, Maggi Ein Teller, Dose	315	8
✪✪	Deftiger Erbsentopf mit Speck, Knorr Suppenliebe, Teller	185	3
✪	Fisch-Frikadellen Büsumer Art, Frosta, 2 Stück	265	9
✪	Fischstäbchen (paniert), 5 Stück	290	13
✪	Frühlingsrollen Hähnchen, Beckers, 2 Stück	330	12
✪✪	Gebratene Nudeln süß-sauer, Knorr, Portion	240	2
⚡	Gefüllte Paprikaschoten, Erasco, Portion ($^{1}/_{2}$ Dose)	375	20
✪✪	Gemüse Ravioli, Maggi, Dose	590	8

Fertigprodukte

Bewertung	Lebensmittel	kcal	Fett
✪	Gulasch-Topf Ungarische Art, Erasco, Portion ($^1/_2$ Dose)	370	19
✪✪	Gyros-Reispfanne, Bofrost (H), Portion	360	15
✪✪	Hähnchen-Pfanne, Bofrost (H), Portion	365	14
✪✪	Hühner-Nudeltopf, Maggi 5 Minuten Terrine, Portion	155	3
✪✪✪	Italienische Gemüsepfanne, Frosta, Portion	145	8
✪✪	Italienische Nudelpfanne, Eismann (H), Portion	240	2
⚡	Königsberger Klopse, Erasco, Portion ($^1/_2$ Dose)	580	45
✪	Lachs Lasagne, Eismann (H), Portion	360	22
✪✪✪	Linguine Alaska-Seelachs, Frosta, Portion	210	5
✪✪	Nasi goreng, Eismann (H), Portion	290	8
✪✪	Pasta mit Blattspinat in Frischkäse-Sauce »fettarm«, La Pasta di Maggi, Portion	255	2
✪✪	Paella, Eismann (H), Portion	300	6
⚡	Pizza Texas, »Big Americans«, Dr. Oetker, Portion	600	29
⚡	Pizza Salami, »Die Ofenfrische«, Dr. Oetker, Portion	430	16
✪	Pizza Tonno, Eismann (H), Portion	460	20
✪✪	Pizza Vegetaria, Wagner Original Steinofen, Portion	380	16
✪	Ravioli Bolognese, Maggi Ein Teller, Dose	295	12

Bewertung	Lebensmittel	kcal	Fett
✪✪	Rinderroulade Hausfrauenart, Eismann (H), Portion	150	5
✪	Schinken Makkaroni, Knorr Hütten Schmaus, Portion	320	11
✪	Schlemmer-Filet à la Bordelaise, Iglo, Portion	300	17
✪✪✪	Schlemmer-Filet Balance, Iglo, Portion	155	5
✪	Schwäbische Käse-Spätzle, Maggi Wirtshaus, Portion	255	5
⚡	Seemanns-Schmaus, Iglo, 2 Stück	365	21
✪	Spaghetti Bolognese, Maggi 5 Minuten Terrine, Portion	250	8
✪	Spaghetti Carbonara mit Sahne und Speck, Knorr Spaghetteria, Portion	350	11
✪✪	Tagliatelle Wildlachs, Frosta, Portion	350	16
✪✪	Wok scharf-sauer, Frosta, Portion	310	16

Soßen, Dips und Dressings

Bewertung	Lebensmittel	kcal	Fett
✪	Barbecue-Grillsoße	60	< 1
✪✪	Béchamelsauce légère, Les Sauces, Thomy	35	4
✪	Béchamelsauce, Les Sauces, Thomy	90	8
✪✪	Champignon Sauce, Knorr Feinschmecker	30	2
✪✪	Dressing French, Kraft	65	2
✪	Dressing Joghurt mit feinen Kräutern, Kraft	70	6

Bewertung	Lebensmittel	kcal	Fett
⚡	Hollandaise, Les Sauces, Thomy	90	9
✪	Joghurt-Salat-Creme, Thomy	115	11
⚡	Mayonnaise, leicht	145	14
⚡	Mayonnaise, 80 % Fett	295	33
✪✪✪	Pastasauce, scharf, Bertolli	45	< 1
⚡	Remoulade	255	26
✪	Salatcreme, 25 % Fett	110	10
✪✪	SalatFix Balsamico, Kühne	40	2
✪	SalatFix Jogurt & Gartenkräuter, Kühne	85	7
⚡	Sauce Hollandaise light, Knorr	175	15
⚡	Sauce Hollandaise mit Frühlingskräutern, Knorr	190	20
✪✪	Schaschliksoße	75	2
⚡	Thousand-Island-Salatdressing	190	19
✪✪	Tomatenketchup	110	< 1
✪✪✪	Tomato al Gusto Basilikum, Knorr	30	< 1
✪✪	Zigeuner-Sauce, Knorr Schlemmersaucen	75	0

Die Angaben sich immer auf zwei Esslöffel, also ungefähr 40 Gramm.

Herzhafte Brotaufstriche und Feinkostsalate

Bewertung	Lebensmittel	kcal	Fett
⚡	Brotaufstrich Lachs Honig-Dill, Nadler	385	38
✪	Brunch Légère Feine Kräuter	165	14
✪	Eiersalat mit Käse und Wurst	205	16
✪✪✪	Fitness Gemüsesalat, Nadler	85	5
⚡	Fleischsalat	310	30
✪	Fleischsalat, Du darfst	200	17
⚡	Fleischsalat vegetarisch, Vitaquell (R)	265	26

Bewertung	Lebensmittel	kcal	Fett
✪	Geflügelsalat mit Ananas und Pilzen	220	18
✪✪	Geflügelsalat, Du darfst	150	8
⚡	Heringssalat mit Roter Bete, Nadler	265	23
✪	Krabbensalat, Du darfst	150	10
✪✪	Mexico Salat, Vitaquell (R)	110	7
✪✪	Nusspaprika Aufstrich, Bruno Fischer (N)	155	10
✪✪✪	Pasta Salat Ratatouille, Du darfst	95	3
✪	Pastete Champignon, Alnatura	210	16
✪	Rindfleischsalat mit Essigmarinade	245	18
⚡	Streichcreme Toskana, Alnatura	380	37
✪	Streich Genuss Tomate-Mozzarella, Du darfst	165	13
✪✪✪	Thunfischsalat mit Tomaten	103	3

Getränke

Wasser ist das beste Getränk, damit sollten Sie Ihren Durst löschen. Auch Früchte- und Kräutertees sind uneingeschränkt empfehlenswert. Kaffee und Schwarztee können Sie ebenfalls gerne genießen, 2–3 Tassen am Tag sind völlig unproblematisch. Säfte und Fruchtsaftgetränke liefern viel Zucker und viele Kalorien. Säfte sollten Sie deshalb immer verdünnen. Alkoholisches führt leider häufig zu einer Erhöhung der Triglyzeride. Wenn Sie davon betroffen sind, sollten Sie bei Bier, Wein und vor allem bei Hochprozentigem sehr zurückhaltend sein.

Getränke

Die angegebenen Werte beziehen sich auf 100 Milliliter des Getränks. Eine Tasse fasst etwa 150 Milliliter, ein kleines Glas etwa 200 Milliliter.

Alkoholfreie Getränke

Bewertung	Lebensmittel	kcal	Fett
✪	Apfelsaft	50	< 1
✪	Bitter Lemon	30	0
✪✪	Cappuccino (instant)	40	2
✪	Cola Mix	45	0
✪	Colagetränke	60	0
✪✪	Colagetränke, light	5	0
✪	Energy Drink (Durchschnitt)	45	0
✪✪	Fruchtsaftschorle (Durchschnitt)	25	< 1
✪✪✪	Früchte- und Kräutertee	1	0
✪✪	Gemüsesaft	30	< 1
✪✪	Kaffee	2	0
✪	Latte Macchiato	65	4
✪	Limonade	40	0
✪✪✪	Malzkaffee, Kaffee-Ersatz	2	0
✪✪✪	Mineralwasser	0	0
✪✪	Möhrensaft	20	< 1
✪	Orangenfruchtsaftgetränk	45	< 1
✪	Orangensaft	45	< 1
✪✪	Tee, grün und schwarz	0	< 1
✪✪	Tomatensaft	15	< 1
✪	Traubensaft	70	< 1

Alkoholische Getränke

Bewertung	Lebensmittel	kcal	Fett
✪	Bier	40	0
✪✪	Bier, alkoholfrei	25	0
⚡	Calvados	315	0

Bewertung	Lebensmittel	kcal	Fett
⚡	Cognac und Weinbrand	235	0
⚡	Eierlikör	285	7
⚡	Glühwein	105	< 1
⚡	Klare Branntweine (klare Spirituosen)	185	0
✪	Malzbier	55	0
✪	Rotwein	65	0
⚡	Rum	230	0
✪	Sekt und Champagner	80	0
⚡	Sherry	115	0
⚡	Starkbier	60	0
✪	Wein-Schorle	35	0
✪	Weißwein, trocken	70	0
⚡	Whisky	250	0

Fürs Frühstück

Ein gesundes Frühstück sorgt für einen guten Start in den Tag. Wer gut frühstückt, kann sich besser und länger konzentrieren und ermüdet nicht so schnell. Bei hohem Cholesterinspiegel sind Müsli und Vollkornbrot ideal. Ergänzen Sie Ihr Müsli mit Joghurt und Obst, auf Brot oder Brötchen passen Schinken und fettarme Käsesorten. Streichfett ist hierbei nicht nötig! Marmelade und Honig sollten Sie sparsam verwenden, denn ein hoher Zuckerkonsum lässt die Triglyzeride ansteigen.

Frühstückszutaten

Bewertung	Lebensmittel	kcal	Fett
⚡	Camembert, 60 % F.i.Tr., Portion (30 g)	110	10

Fürs Frühstück

Bewertung	Lebensmittel	kcal	Fett
✪✪	Cornflakes, Portion (30 g)	105	< 1
✪✪	Cornflakes (30 g) mit fettarmer Milch (150 ml) und 2 TL Zucker, Portion	215	2
⚡	Croissant, Stück	355	23
✪✪	Frischkäse mit Kräutern, 40 % F.i.Tr., Portion (30 g)	45	3
✪✪✪	Früchte- und Kräutertee	1	0
✪✪	Gekochter Schinken, Scheibe (30 g)	35	1
✪✪✪	Haferflocken, Portion (30 g)	110	2
✪✪	Kaffee, schwarz	2	0
✪	Konfitüre, 2 TL (20 g)	55	< 1
✪✪✪	Mehrkorn-Flocken (30 g) mit Naturjoghurt (150 g) und 50 g Erdbeeren	180	4
✪✪	Knäckebrot mit Butter und Marmelade, Scheibe	95	4
✪✪	Milchkaffee, Tasse	40	2
✪	Mischbrot mit Butter und Salami, Scheibe	220	13
⚡	Nuss-Nougat-Creme, Portion (20 g)	105	6
✪✪	Orangensaft, Glas (0,2 l)	90	< 1
✪✪✪	Roggenbrötchen mit körnigem Frischkäse und Kresse	160	2
⚡	Rührei mit Speck, Portion	365	29
✪	Schoko-Müsli, Portion (30 g)	120	4
✪✪	Tee, grün und schwarz	0	< 1
✪✪✪	Vollkornbrot mit Camembert (30 % F.i.Tr.), Scheibe	150	5
✪	Weißbrot mit 2 TL Butter und Schnittkäse, Scheibe	295	13

Unterwegs und zwischendurch

Unterwegs, in der Pause oder auch am Abend vor dem Fernseher ist die Verlockung groß, zu kleineren oder größeren Snacks zu greifen. Hier lauern jedoch viele Kalorien und viel Fett. Gefährlich ist auch, dass so mancher Imbiss nebenbei und viel zu schnell gegessen wird. Wenn Sie Lust auf eine kleine Zwischenmahlzeit haben, versuchen Sie es doch mal mit frischem Obst, einem belegten Vollkornbrötchen oder fettarmen Milchprodukten wie Joghurt, Quarkspeise und Buttermilch.

Imbiss und kleine Snacks

Bewertung	Lebensmittel	kcal	Fett
✪✪✪	Apfel, Stück	70	0
✪✪✪	Banane, Stück	115	0
⚡	Big Mac, McDonald's, Stück	495	25
✪✪✪	Buttermilch, 1 Becher (0,5 l)	180	3
⚡	Bratwurst, Stück	280	26
✪	Cheeseburger, Stück	300	13
✪	Chicken McNuggets, McDonald's, 6 Stück	250	13
⚡	Croissant aus Blätterteig, Stück	355	23
⚡	Currywurst mit Ketchup und Brötchen, Portion	415	24
⚡	Döner, Stück	635	35
✪	Filet-o-Fish, McDonald's, Stück	350	16
✪	Frikadelle mit Pommes frites und Ketchup, Portion	255	11
✪✪	Fruchtjogurt, 3,5 % Fett, 150 g	150	5
✪	Fruchtschnitte, 50 g	160	6
✪	Hamburger, Stück	255	9
✪✪	Lachsbrötchen, Stück	295	21

Unterwegs und zwischendurch

Bewertung	Lebensmittel	kcal	Fett
✪	Milch-Schnitte, Ferrero, Stück	115	7
✪	Müsli-Riegel, Stück	95	5
✪	Pommes frites mit Ketchup, Portion	160	6
⚡	Pommes frites mit Mayonnaise, Portion	280	21
✪	Rosinenschnecke, Stück	215	5
⚡	Schinkenhörnchen aus Blätterteig, Stück	375	29
⚡	Schoko-Muffin, McDonald's, Stück	525	29
✪✪	Vollkornbrot mit gekochtem Schinken, Scheibe	130	2
✪	Vollkornbrötchen mit 10 g Butter und 1 EL Konfitüre, Stück	260	9
✪✪	Vollkornbrötchen mit Mozzarella und Tomate, Stück	220	7
⚡	Wiener Würstchen mit Kartoffelsalat, Portion	575	40

Zum Knabbern

Bewertung	Lebensmittel	kcal	Fett
✪✪	Dinkel-Grissini (Vollkorn)	260	6
✪	Dinkel-Sesam-Brezeln (Vollkorn)	375	9
⚡	Erdnussflips	530	35
✪✪✪	Gemüsesticks mit Quarkdip	100	< 1
⚡	Kartoffelchips	535	39
⚡	Käsegebäck aus Blätterteig	525	38
✪✪	Kräcker	375	3
⚡	Pistazien, geröstet und gesalzen	615	54
✪✪	Salzstangen	345	1
⚡	Studentenfutter mit Erdnüssen	485	33

Restaurant und Kantine

In Restaurant und Kantine wird meist anders gekocht als zu Hause, vor allem in Sachen Fett. Restaurantköche gehen häufig großzügig mit Butter, Öl oder Sahne um. Die meist üppigen Fleischportionen sorgen für eine reichliche Cholesterinzufuhr. Stellen Sie Gemüse, Kartoffeln, Reis oder Nudeln in den Mittelpunkt und lassen Sie Fleisch zur Nebensache werden. Beim Fisch können Sie gerne zugreifen, allerdings nur ohne Panade.

Mit Fleisch oder Fisch

Bewertung	Lebensmittel	kcal	Fett
✪✪✪	Bouillabaisse (Fischsuppe)	85	4
✪	Bratkartoffeln mit Speck und Zwiebeln	105	5
✪✪	Chili con carne	80	5
✪✪✪	Chinesische Suppe	80	3
✪	Cordon bleu vom Kalb	185	9
✪✪	Fischfrikadellen	160	6
✪✪	Forelle blau	120	3
✪	Gulaschsuppe	40	3
✪	Jägerschnitzel	115	6
✪	Kabeljau, paniert	165	7
✪	Kalbsgeschnetzeltes »Zürcher Art«	130	9
⚡	Kalbskotelett »Mailänder Art«	250	16
✪	Kalbskotelett, natur	185	8
⚡	Kalbskotelett, paniert	265	13
⚡	Kalbsleber mit Soße »Berliner Art«	125	6
⚡	Krabben-Cocktail mit Mayonnaise	160	13

EINKAUFS-TABELLEN

Bewertung	Lebensmittel	kcal	Fett
✪✪✪	Lachsfilets, gebraten	170	10
✪	Lammrücken mit Rosmarin in Soße	220	16
✪	Lasagne al forno	150	10
✪✪	Matjeshering nach Hausfrauenart	195	16
✪✪	Nasi Goreng	145	6
✪✪✪	Nizza-Salat mit Tunfisch	90	6
✪	Nudelauflauf (Makkaroni mit Schinken überbacken)	155	5
✪	Osso buco milanese	130	8
✪	Paella	170	9
✪	Paprikaschoten mit Hackfleischfüllung in Soße	85	5
✪	Pizza margherita (mit Tomaten, Mozzarella, Basilikum)	260	5
✪	Pizza quattro stagioni (mit Schinken, Pilzen, Artischocken)	215	5
ϟ	Pizza Salami	265	14
✪	Pizza tonno (mit Tunfisch, Sardellen, Oliven)	200	10
✪	Putenschnitzel »italienische Art«	190	9
✪	Rehkeule mit Preiselbeersoße	175	8
✪✪	Rindergulasch »ungarisch«	115	5
✪	Rührei mit Schinken und Pfifferlingen	165	15
ϟ	Schweinenieren, sauer mit Soße	110	7
ϟ	Schweineschnitzel paniert, gebraten	220	9
✪✪	Seelachsschnitte in Dillsoße	70	3
✪	Spaghetti alla carbonara	205	12
✪✪	Spaghetti Bolognese	135	5
✪	Speckscholle	110	3

Bewertung	Lebensmittel	kcal	Fett
✪ ✪	Szegediner Gulasch	105	6
✪	Tafelspitz mit Meerrettichsoße	155	10
⚡	Wiener Schnitzel	210	8
⚡	Wurstsalat »Schweizer Art«	300	26

Vegetarisch

Bewertung	Lebensmittel	kcal	Fett
✪ ✪	Blumenkohl, gedünstet mit Béchamelsoße	70	4
⚡	Frühlingsrolle	235	17
✪ ✪ ✪	Gazpacho (spanische Gemüsesuppe)	20	1
✪ ✪	Griechischer Bauernsalat	110	10
✪	Grüne Nudeln mit Gorgonzolasoße	140	6
✪ ✪ ✪	Kartoffelsuppe	40	2
✪	Kässpätzle	200	11
✪ ✪ ✪	Kürbiscremesuppe	70	6
✪	Makkaroni »vier Käse«	180	10
✪ ✪	Minestrone (italienische Gemüsesuppe)	80	5
✪ ✪ ✪	Obstsalat	95	< 1
⚡	Omelett mit Käse	200	16
✪	Risotto mit Butter und Parmesankäse	205	10
✪ ✪	Semmelknödel	165	6
⚡	Spargel mit Sauce Hollandaise	135	14
✪ ✪	Spargelcremesuppe	85	5
✪ ✪	Vollkornpizza mit Tomaten, Zwiebeln, Oliven	155	10
✪ ✪	Zwetschgenknödel	135	3

So verteilen sich die Fettsäuren

Auf den folgenden Seiten finden Sie einige Lebensmittel aus jeder Gruppe mit genauen Angaben zur Verteilung der Fettsäuren. So können Sie sehen, in welchen Produkten viele gesättigte Fettsäuren stecken – diese sollten Sie meiden – und in welchen die ungesättigten Fettsäuren überwiegen – diese sind für Sie empfehlenswerter.

Fettsäureverteilung in verschiedenen Lebensmitteln

Lebensmittel	Fett in g	gesättigte Fettsäuren in g	einfach unges. Fettsäuren in g	mehrfach unges. Fettsäuren in g
Milch und Milchprodukte				
Buttermilch	1	0,3	0,2	0,0
Jogurt natur, 1,5 % Fett	2	1	0,5	0,1
Jogurt natur, 3,8 % Fett	4	2	1	0,1
Kondensmilch, 10 % Fett	10	6	3	0,4
Milch, 1,5 % Fett	2	1	0,5	0,1
Milch, 3,5 % Fett	4	2	1	0,1
Quark 40 %	10	6	3	0,4
Quark Magerstufe	< 1	0,1	0,1	0
Saure Sahne, 10 % Fett	10	6	3	0,4
Schlagsahne, 30 % Fett	30	18	9	1

Lebensmittel	Fett in g	gesättigte Fettsäuren in g	einfach unges. Fettsäuren in g	mehrfach unges. Fettsäuren in g
Käse				
Butterkäse, 60 % F.i.Tr.	35	21	10	1
Camembert, 60 % F.i.Tr.	33	20	10	1
Emmentaler, 45 % F.i.Tr.	30	18	9	1
Frischkäse, 70 % F.i.Tr.	37	22	11	1
Gouda, 45 % F.i.Tr.	29	18	9	1
Mozzarella	20	13	5	0,5
Roquefort	31	20	8	1
Schafskäse (Feta)	19	12	5	1
Schmelzkäse, 60 % F.i.Tr.	32	16	8	1
Tilsiter, 45 % F.i.Tr.	28	17	8	1
Fleisch und Wurst				
Brathähnchen mit Haut	7	3	4	2
Hackfleisch, gemischt	16	6	8	1
Kalbsschnitzel	2	0,6	0,5	0,2
Putenbrust	1	0,3	0,3	0,3
Rindergulasch	7	4	4	0,4
Rindersteak	6	3	3	0,3
Schweinebauchspeck	89	34	41	7
Schweinesteak	10	3	5	1

Lebensmittel	Fett in g	gesättigte Fettsäuren in g	einfach unges. Fettsäuren in g	mehrfach unges. Fettsäuren in g
Bierschinken	12	4	6	1
Bratwurst	26	9	12	3
Fleischkäse	28	10	13	3
Gekochter Schinken	4	1	2	0,4
Kalbsleberwurst	27	10	12	3
Salami, im Durchschnitt	31	11	15	4
Schinkenwurst	28	10	13	3
Fisch				
Aal, geräuchert	26	7	15	3
Forelle	3	1	1	1
Heringsfilet in Tomatensoße	13	3	7	3
Lachs	6	2	2	2
Rotbarsch (Goldbarsch)	4	1	1	1
Seelachs	1	0,1	0,3	0,4
Tunfisch im eigenen Saft	12	4	3	4
Tunfisch in Öl	31	6	7	16
Tunfisch, gegart	17	5	5	6
Öl, Fett und Ei				
Butter	83	50	25	3
Ei	11	3	5	2
Kokosfett, gehärtet	100	86	6	1
Mayonnaise, 80% Fett	82	37	31	11

Lebensmittel	Fett in g	gesättigte Fettsäuren in g	einfach unges. Fettsäuren in g	mehrfach unges. Fettsäuren in g
Olivenöl	100	15	71	9
Rapsöl	100	8	55	32
Sonnenblumenöl	100	12	22	61
Kartoffeln und Kartoffelprodukte				
Bratkartoffeln	7	2	3	2
Kartoffelchips	39	10	1	21
Kartoffelkroketten	8	5	1	0,4
Kartoffeln	< 1	0	0	0,1
Kartoffelpuffer	7	3	3	1
Pommes frites	5	2	2	1
Getreide, Brot und Müsli				
Früchte-Müsli	6	0,8	3	2
Haferflocken	7	1	3	3
Knäckebrot (Roggen)	2	0,2	0,2	0,7
Nudeln mit Ei	3	0,4	0,3	1
Reis, parboiled	< 1	0,1	0,1	0,2
Roggenmischbrot	1	0,1	0,1	0,4
Schoko-Müsli	12	5	5	2
Vollkornnudeln ohne Ei	3	0,4	0,3	1
Weizenvollkornbrot	2	0,2	0,2	0,7
Kuchen und Süßes				
Apfelstrudel	6	1	3	1
Butterkeks	21	13	6	1
Fruchteis	1	0,8	0,4	0,1

So verteilen sich die Fettsäuren

Lebensmittel	Fett in g	gesättigte Fettsäuren in g	einfach unges. Fettsäuren in g	mehrfach unges. Fettsäuren in g
Käsesahnetorte	6	3	2	0,5
Marmorkuchen	22	12	7	1
Milchreis mit Zucker und Zimt	3	2	1	0,2
Nuss-Nougat-Creme	30	18	9	1
Quarkspeise mit Erdbeeren	1	0,4	0,2	0,1
Vanilleeis	9	4	3	0,6
Vanillepudding	3	2	1	0,2
Vollmilch-schokolade	32	19	10	1
Nüsse				
Haselnüsse	62	5	48	7
Mandeln	54	5	37	10
Sonnenblumen-kerne	49	6	11	30
Walnüsse	63	7	10	43
Restaurant und Kantine				
Bratkartoffeln mit Speck und Zwiebeln	45	1	2	1
Cordon bleu vom Kalb	9	5	3	0,6
Filetsteak mit Kräuterbutter	20	12	6	0,8
Griechischer Bauernsalat	10	3	6	0,8

Lebensmittel	Fett in g	gesättigte Fettsäuren in g	einfach unges. Fettsäuren in g	mehrfach unges. Fettsäuren in g
Jägerschnitzel	6	2	2	1
Kässpätzle	11	6	4	0,7
Krabben-Cocktail mit Mayonnaise	13	6	5	2
Makkaroni »vier Käse«	10	6	3	0,6
Matjeshering nach Hausfrauenart	16	3	7	5
Nizza-Salat mit Thunfisch	6	1	3	1
Rindergulasch »ungarisch«	5	2	2	0,5

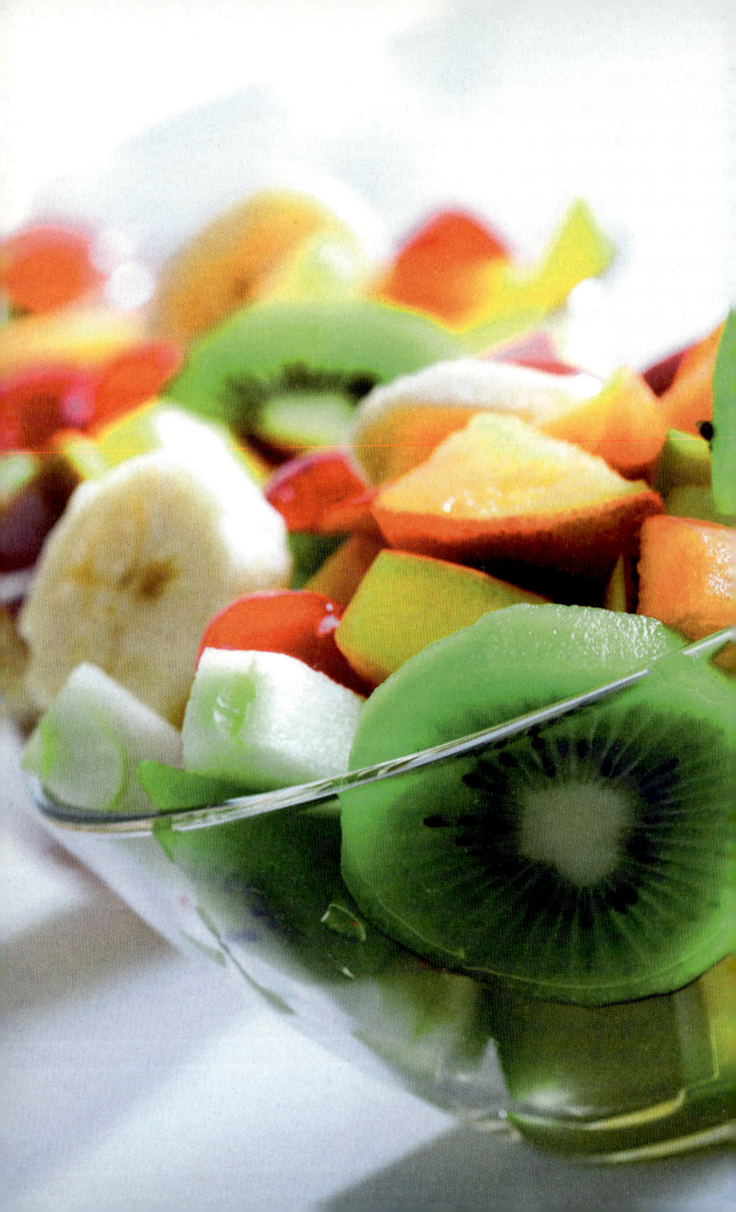

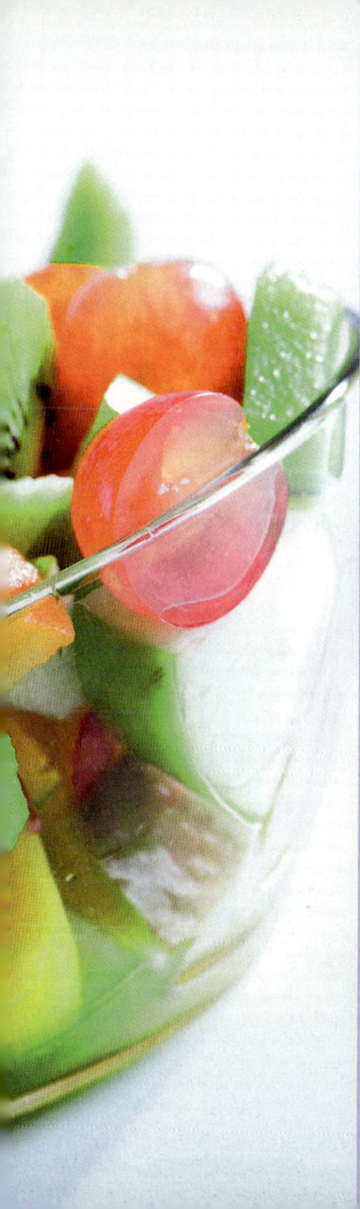

Kochen und unterwegs essen

Kochen macht Spaß! Probieren Sie es aus. Mit unseren Küchentipps gelingt es Ihnen leicht, etwas Leckeres und Gesundes auf den Teller zu zaubern. Überraschen Sie Freunde und Familie, denn gesundes Essen ist alles andere als langweilig.

Hoher Cholesterinspiegel und trotzdem auswärts essen? Mit der richtigen Auswahl ist das kein Problem. Unsere Tipps helfen Ihnen dabei.

Selbst kochen

Kochen entspannt und kann ein schöner Zeitvertreib sein. Laden Sie doch mal Freunde zum gemeinsamen Kochen ein. Manchmal bietet es sich an, auf Vorrat zu kochen und eine oder zwei Portionen einzufrieren. Wenn es dann schnell gehen muss, können Sie zum selbstgemachten Fertiggericht greifen.

Küchentipps für Einsteiger

Das selbst gekochte Essen soll Ihnen in erster Linie gut schmecken. Es soll Sie aber auch sättigen, Ihren Körper mit den wichtigsten Nährstoffen versorgen, möglichst wenig von den weniger gesunden Stoffen enthalten und natürlich Ihren Cholesterinspiegel nicht belasten. Damit Genuss und Gesundheit stimmen, hier ein paar Tipps:

Vitamine schonen

Waschen Sie Obst und Gemüse kurz, aber gründlich und lassen Sie es nicht zu lange im Wasser liegen. Denn dadurch werden wasserlösliche Inhaltsstoffe herausgelöst und mit dem Waschwasser weggeschüttet. Schälen oder zerkleinern Sie Obst und Gemüse erst nach dem Waschen.

Luftsauerstoff, Wärme und Licht können Vitamine und bioaktive Substanzen zerstören. Zerkleinertes Obst und Gemüse ist besonders anfällig für diese Vitaminräuber. Schneiden Sie frische Zutaten deshalb erst kurz vor dem Zubereiten klein und bereiten Sie für Salate immer zuerst das Dressing zu.

Zutaten messen und wiegen

Wird das Öl für die Salatsauce einfach in die Schüssel gegossen, wird es schnell zu viel. Ganz abgesehen davon, dass zu viel Fett dem Cholesterinspiegel schadet, ein ölgetränkter Salat schmeckt auch nicht. Auch Reis, Nudeln oder Kartoffeln sollten abgewogen werden. Wer nicht so häufig kocht, verschätzt sich leicht.

Schonend garen

Kurze Garzeiten schonen Vitamine. Dünsten und Kurzbraten sind ideale Garmethoden für Gemüse. Beim Dünsten wird das Gemüse in wenig Wasser bei niedriger Temperatur gar. Kurzbraten im Wok ist ebenfalls sehr empfehlenswert. Das Gemüse bleibt dabei knackig und die Nährstoffe werden geschont und auch mit wenig Fleisch erhält das Gericht viel Geschmack.

Fettarm genießen

Dünsten, Grillen oder Dampfgaren sind fettarme Garmethoden. Wenn Sie braten, dann am besten in einer beschichteten Pfanne. So benötigen Sie für Fleisch, Fisch oder Pfannkuchen kaum Fett. Für größere Braten eignet sich ein Römertopf, denn hier kann auf Fettzugabe völlig verzichtet werden. Schmoren Sie Kräuter und Gemüse mit, das gibt Geschmack. Auch beim Garen in Alufolie kommen Sie ganz ohne Fett aus.

Gut für den Cholesterinspiegel

Gehen Sie beim Kochen sparsam mit Fett um und wählen Sie entsprechend der Zubereitung die günstigsten Fette aus. Bei einigen Garmethoden kann sogar völlig auf Fett verzichtet werden. Machen Sie es sich zur Gewohnheit, bei jeder Mahlzeit mindestens eine Portion Gemüse oder Salat zu essen. Das entlastet das Fettkonto und bringt im Gegenzug reichlich Ballaststoffe, Mineralien, Vitamine und sekundäre Pflanzenstoffe.

TIPP

So sparen Sie Fett

Wenn Sie selbst kochen, haben Sie es in der Hand, wie viel Fett im Essen steckt. Fettsparen ist einfacher als Sie denken, hier ein paar Tipps:

- Messen oder wiegen Sie Fett immer ab, für eine Portion Salat reicht 1 Teelöffel Öl.
- Geben Sie Öl oder Butter erst kurz vor dem Servieren zum Gemüse, dann reicht wenig für viel Geschmack.
- Verwenden Sie Salatcreme anstelle von Mayonnaise für Kartoffelsalat, Geflügelsalat oder ähnliche Salate. Sie können die Salatcreme sogar noch mit Jogurt strecken und es schmeckt immer noch.
- Schöpfen Sie sichtbares Fett von Suppen oder Saucen ab, wenn diese erkaltet sind.
- Entfernen Sie sichtbare Fettränder von Fleisch und Wurst.
- Bereiten Sie Süßspeisen wie beispielsweise Pudding mit fettarmer Milch (1,5 % Fett) zu.
- Verwenden Sie saure Sahne (10 % Fett) anstelle von Crème fraîche (30 % Fett). Damit saure Sahne beim Erhitzen nicht gerinnt, muss sie vor dem Einrühren mit etwas Speisestärke verrührt werden.
- Fett ist ein Geschmacksträger. Greifen Sie zu Kräutern und Gewürzen, damit es mit weniger Fett nicht fade wird.

Ersetzen Sie Fleisch durch Fisch. Zwei Fischmahlzeiten pro Woche tun Ihrem Cholesterinspiegel gut. Auch Fettfische wie Thunfisch, Lachs, Hering oder Makrele dürfen einmal pro Woche auf dem Speiseplan stehen. Vor allem Kaltwasserfische enthalten reichlich Omega-3-Fettsäuren, die zur Senkung des Cholesterinspiegels beitragen können. Damit der günstige Effekt dieser Fettsäuren nicht zunichte gemacht wird, sollten Sie den Fisch fettarm zubereiten. Also nicht panieren oder in viel Fett braten, sondern dünsten, in Folie garen oder als Ragout zubereiten. Folgende Fischsorten sind besonders reich an Omega-3-Fettsäuren: Makrele, Hering, Lachs und Forelle.

Schnell gekocht

Mit etwas Planung und guter Vorbereitung steht im Nu ein Essen auf dem Tisch. Natürlich ist das dann kein Drei-Gänge-Menü, aber eine schmackhafte Mahlzeit allemal. Wenn Sie nur für eine oder zwei Personen kochen, dann sind Ein-Pfannen- und Ein-Topf-Gerichte ideal. Das spart zusätzlich Geschirr. Garen Sie Gemüse mit wenig Wasser in einem breiten Topf mit gut schließendem Deckel. So sparen Sie Zeit und bewahren die Nährstoffe.

Kochen Sie auf Vorrat! Bei Salatsaucen kann meist die doppelte oder dreifache Menge zubereitet werden. Der Rest hält sich gut ein paar Tage im Kühlschrank. Auch bei Nudeln, Reis oder Kartoffeln können Sie gleich eine größere Menge kochen und haben so für den Abend oder den nächsten Tag schon die Grundlage für das nächste Essen. Suppen, Eintöpfe, Pastasaucen, Lasagne, Gemüsequiche oder Gulasch – viele Gerichte lassen sich ausgezeichnet einfrieren. Kochen Sie die doppelte Menge und bestücken Sie damit Ihren Gefrierschrank. Dann haben Sie immer einen Vorrat an Lieblingsgerichten.

Fleisch gibt es in vielen Varianten bereits fertig gewürzt zu kaufen. Das erspart zu Hause zwar Arbeit, kann aber mehr Fett als nötig liefern. Fragen Sie beim Metzger nach, ob Fleisch oder Spieße in Öl eingelegt wurden. Bei abgepackter Ware hilft ein Blick aufs Etikett.

Vitamine fix und fertig

Viele Gemüsesorten gibt es fix und fertig aus der Tiefkühltruhe. Zwei Varianten werden angeboten: natur oder fertig zubereitet mit Soße und Gewürzen. Wählen Sie möglichst die Naturvariante. So können Sie Geschmack und vor allem den Fettgehalt selbst bestimmen. Peppen Sie das Gemüse mit frischen Kräutern und Gewürzen auf. Nicht selten ist Tiefkühlgemüse sogar vitaminreicher als Frisches – besonders dann, wenn Frischgemüse zu lange gelagert wurde.

Auch fertig geputzte Salate, oft als Mischung, werden im Handel angeboten. Achten Sie beim Einkauf dieser Salate unbedingt auf die Frische. Diese Salate sollten kühl und dunkel gelagert werden. Ist dies nicht der Fall, kommt es zu deutlichen Vitaminverlusten. Außerdem können die Salate dann auch mit Keimen belastet sein. Das Dressing zum Salat gibt es ebenfalls fertig gemixt und in großer Auswahl. Beim Fettgehalt dieser Produkte bestehen große Unterschiede. Lesen Sie das Etikett! Wenn Sie wissen möchten, was drin ist, bereiten Sie das Dressing lieber selbst zu.

Fertigprodukte

Wenn es ganz schnell gehen muss, darf es auch mal ein Fertiggericht sein. In puncto Nährstoffe schneiden Fertiggerichte aus der Tiefkühltruhe am besten ab. Durch schnelles Einfrieren bleiben die meisten Vitamine gut erhalten. Dosen- und Tütengerichte sind hier nicht so gut. Studieren Sie die Zutatenliste ganz genau und achten Sie auf die Nährwertinformationen. Prüfen Sie vor allem Kalorien- und Fettgehalt und achten Sie, wenn vorhanden, auf Angaben zu den Fettsäuren.

Bei Nudelsaucen sind Tomaten- oder Gemüsesoßen empfehlenswerter als Sahnesoßen. »Creme-Produkte«, seien es Suppen, Soßen oder andere Speisen, sind meist durch Sahne, Crème fraîche und andere fettreiche Zutaten cremig geworden. Ihrem Cholesterinspiegel zuliebe sollten Sie die »Creme-Varianten« nur selten auswählen.

Werten Sie Fertiggerichte mit frischen Kräutern oder zusätzlichem Gemüse auf oder essen Sie einen kleinen Salat dazu. Eine einfache Pizza können Sie noch mit etwas frischem Gemüse belegen. Bei Produkten, die noch ergänzt werden müssen, wie beispielsweise Kartoffelpüree durch Milch oder Butter, können Sie selbst entscheiden, wie viel Fett und Kalorien dazukommen. Wählen Sie fettarme Milch, wenn es die Rezeptur zulässt. Manchmal kann die Fettmenge reduziert werden.

Weniger gesättigte Fettsäuren

Fleisch und fettreiche Milchprodukte liefern viele gesättige Fettsäuren. Reduzieren Sie Ihre Fleisch- und Wurstportionen und legen Sie regelmäßig fleischlose Tage ein. Stellen Sie Kartoffeln, Gemüse, Nudeln oder Getreide in den Mittelpunkt der Mahlzeit und betrachten Sie Fleisch eher als Beilage. Wenn Ihnen ein kleines Schnitzel auf dem Teller allzu mager aussieht, sollten Sie es als Ragout oder Geschnetzeltes zubereiten. Gemischt mit Gemüse oder Kartoffeln wird daraus ein feines Essen mit weniger gesättigten Fetten.

Würzen statt Salzen

Fett ist ein Geschmacksträger. Wenn damit gespart wird, schmeckt manches zunächst ungewohnt oder auch fade.

TIPP

Weniger Fleisch – so geht's

- **Hackbraten oder Frikadellen:** Die Fleischmenge können Sie leicht um ein Drittel reduzieren, wenn Sie Gemüse (zum Beispiel Paprika, Lauch, Karotten) oder feingewürfeltes Vollkornbrot dazugeben.
- **Spaghetti Bolognese:** Halbieren Sie die Hackfleischmenge und nehmen Sie stattdessen mehr Tomaten und anderes Gemüse wie Möhren, Paprika, Sellerie oder Zucchini. Braten Sie Fleisch und Gemüse nur in wenig Fett an und geben Sie vor dem Servieren noch 1–2 Teelöffel Olivenöl in die Soße.
- **Gulasch:** Verringern Sie die Fleischmenge um die Hälfte oder sogar auf ein Drittel, indem Sie reichlich Zwiebeln, Tomaten und Paprika zufügen.

Wer es bisher gewohnt war, dass das Schnitzel beim Braten im Fett schwimmt und Gemüse, Nudeln oder Kartoffeln vor dem Servieren in reichlich Butter geschwenkt werden, dem fehlt vielleicht etwas. Ein Griff ins Gewürzregal kann hier Abhilfe schaffen. Wer Schärfe mag, sollte zu Chilis, Peperoni, scharfem Paprika oder scharfem Curry greifen. Auch frische Kräuter bringen Abwechslung in die Speisen. Salz ist keine gute Wahl. Alles, was über das übliche Maß hinausgeht, überdeckt nur den Eigengeschmack der Speisen und begünstigt bei dafür empfindlichen Menschen Bluthochdruck.

Kräuter werden frisch, getrocknet oder tiefgefroren angeboten. Wenn es schnell gehen muss, sind getrocknete Kräuter ideal. Jedoch nicht alle haben dann noch ihr ganzes Aroma. Rosmarin, Thymian oder Oregano bringen auch getrocknet noch Geschmack. Schnittlauch, Petersilie, Dill oder Kerbel büßen durch Trocknen viel Aroma ein. Sie sind frisch am besten. Bleibt etwas übrig, können Kräuter gut eingefroren werden; einfach waschen, hacken und in kleine Dosen oder Tüten geben. Viele Kräuter werden auch als Tiefkühlprodukt angeboten, einzeln oder als Mischung.

Backen

Butter, Eier, Sahne – alles, was beim Kuchen für guten Geschmack sorgt, ist fett- und cholesterinreich. Doch mit ein paar Tricks gelingen auch mit weniger Fett leckere Kuchen.

Lecker auch mit weniger Fett

Bei vielen Rezepten können Sie Butter oder Margarine durch Halbfettbutter oder Halbfettmargarine ersetzen. Denn beides eignet sich gut zum Backen. Achten Sie beim Einkauf jedoch auf die Hinweise auf der Verpackung, da sich manche Sorten nur als Brotaufstrich verwenden lassen. Auch Margarinesorten mit einem Olivenölanteil können zum Backen verwendet werden. So können Sie die Vorzüge von Olivenöl – ein hoher Anteil einfach ungesättigter Fettsäuren – nutzen.

Crème fraîche oder Sahne lassen sich häufig durch saure Sahne ersetzen. Auch Kaffeesahne mit 10 Prozent Fett eignet sich für manche Cremes. Sie lässt sich jedoch nicht aufschlagen. Für Quark-Kuchen oder Käse-Sahne-Torte ist Magerquark am besten geeignet. Buttermilch und Jogurt machen Teige locker und geben ihnen eine angenehm säuerliche Note. Hefeteig gelingt auch mit fettarmer Milch sehr gut.

Geben Sie Obstkuchen den Vorzug. Diese enthalten meist ohnehin weniger Fett. Wenn der Kuchen üppig mit Äpfeln,

Birnen oder Beeren belegt ist, können Teig und Guss einfach und fettarm sein.

Weniger Eier

Eier sind bekanntermaßen sehr cholesterinreich, und einige Kuchenrezepte brauchen zum Gelingen viele Eier. Der Biskuitteig für die Sonntagstorte gelingt nicht ohne Eier. Doch diese Torte teilen Sie sich ja mit Ihren Gästen, sodass jeder Einzelne nicht allzu viele Eier verzehrt. Es gibt jedoch auch Teige, die ohne oder mit wenigen Eiern zubereitet werden können:

- Mürbeteig kommt ohne Ei aus und wird dadurch knuspriger.
- Hefeteig wird ohne Ei zwar spröder. Durch etwas Öl oder Margarine wird er jedoch schön geschmeidig.
- Strudelteig gelingt ohne Ei, muss allerdings lange und gut geknetet werden.
- Quark-Öl-Teig wird immer ohne Eier zubereitet.

TIPP

Backen mit Vollkorn

- Verwenden Sie so oft wie möglich Vollkornmehl zum Backen. Auch eine Mischung aus weißem Mehl und Vollkornmehl ist gut. Denn damit haben Sie den Ballaststoffgehalt des Gebäcks schon deutlich erhöht.
- Vollkornteige brauchen mehr Flüssigkeit als Teige mit Weißmehl.
- Mürbeteig wird mit Vollkornmehl besonders knusprig. Geben Sie $^1/_2$ TL Backpulver dazu, dann wird er lockerer.
- Bei herzhaften Kuchen und Quiches können Sie einen Teil des Weizenmehls durch Roggen- oder Grünkernmehl ersetzen.

Vollfettes Sojamehl enthält genau wie Eigelb Lezithin. Dadurch kann es die Teigzutaten binden und den Kuchen lockern. Durch Zugabe von Sojamehl lassen sich Eier im Kuchenteig einsparen. Je nach Rezept kann ein Esslöffel Sojamehl ein bis zwei Eier ersetzen.

TIPP

Grundrezept Vollkorn-Mürbeteig ohne Ei

200 g Weizen- oder Dinkelvollkornmehl, 50 g Weizenmehl Type 405, 150 g Halbfettbutter, 2 EL saure Sahne (10 % Fett), 1 TL Backpulver und 2 EL Zucker zu einem glatten Teig verkneten und mindestens 1/2 Stunde in den Kühlschrank legen. Dann je nach Verwendung weiterverarbeiten.

Bei 12 Kuchenstücken pro Stück ca. 130 kcal, 6 g Fett, 20 mg Cholesterin.

Grundrezept Hefeteig ohne Ei

1 Würfel Hefe zerbröckeln, mit 1 TL Zucker und etwas lauwarmem Wasser verrühren, bis sich die Hefe aufgelöst hat. 500 g Weizenmehl Type 405 in eine Schüssel geben, aufgelöste Hefe, 70 g Zucker, 250 ml lauwarme Milch (1,5 % Fett) und 50 g Margarine zugeben. Alles zu einem glatten Teig verkneten und mindestens 1/2 Stunde gehen lassen. Das Teigvolumen sollte sich etwa verdoppelt haben. Dann je nach Verwendung weiterverarbeiten.

Bei 16 Kuchenstücken pro Stück ca. 205 kcal, 4 g Fett, 1,5 mg Cholesterin.

Außer Haus essen

Ein Essen im Restaurant genießen? Auch Sie können das. Doch Vorsicht! Manchmal bietet nicht nur die Speisekarte Verlockungen, denen Sie nicht widerstehen können, sondern auch Freunde oder Kollegen. Schnell verlieren Sie dann Ihre Vorsätze aus den Augen. Überlegen Sie deshalb, wen Sie über die Erkrankung und die dadurch veränderte Ernährungsweise informieren und wie Sie mit entsprechenden Fragen umgehen. Wer unterstützt das Vorhaben, wer könnte Sie eher davon abbringen wollen?

Ob im Restaurant, an der Imbissbude oder in der Betriebskantine – auch bei einer Fettstoffwechselerkrankung können Sie sich außer Haus satt essen. Mit unseren Tipps können Sie einen Restaurantbesuch genießen und bekommen trotzdem keine Probleme mit dem Cholesterinspiegel.

Restaurant

Fettarme Ernährung ist leider noch keine Selbstverständlichkeit im Restaurant. Die Köche achten nicht auf den Cholesterinspiegel Ihrer Gäste und kochen leicht einen Becher Sahne zu einem Klacks Soße ein und schwenken die Kartoffeln noch mal extra in Butter. Die Fleischportionen sind meist mehr als üppig und fettarme Beilagen muss man suchen. Scheuen Sie sich nicht, beim Kellner nachzufragen, wenn die Speisekarte hinsichtlich der Zubereitung oder einzelner Bestandteile ungenau ist. Fragen Sie nach den Soßen und bitten Sie darum, Gemüse oder Kartoffeln natur, also ohne Sauce, Butter oder dergleichen zu bekommen. Auch kleine Änderungen – notfalls gegen Aufpreis – sind meist möglich. Lassen Sie sich nicht drängen oder überreden, etwas anderes zu essen oder zu trinken als das Geplante.

Restaurantbesuch – bleiben Sie gelassen

- Gehen Sie nicht ausgehungert zum Essen. Etwas Obst, Knäckebrot oder ein Brötchen mit magerem Käse oder Schinken kurz vorher können Heißhunger vorbeugen und Sie gelassener machen.
- Bestellen Sie zuerst Mineralwasser. Alkohol oder andere Getränke ordern Sie besser erst zum Essen.
- Ein Glas Wein zum Essen ist auch bei einem erhöhten Cholesterinspiegel möglich. Trinken Sie jedoch immer auch Mineralwasser.
- Genießen Sie den Restaurantbesuch und das Essen. Schlechtes Gewissen tut der Gesundheit nicht gut.
- Essen Sie langsam und legen Sie hin und wieder das Besteck weg. Das fördert zudem die Kommunikation.
- Salate oder Gemüsesuppen – keine Cremesuppen – sind prima Vorspeisen.
- Restaurantportionen sind häufig sehr groß. Fragen Sie nach einer kleineren Portion oder einem Seniorenteller, auch wenn Sie nicht zu den Senioren gehören.
- Der Teller muss nicht leer gegessen werden. Versichern Sie dem Kellner, dass es geschmeckt hat, aber eben zu viel war.
- Wählen Sie häufig Fisch statt Fleisch, möglichst ohne Panade.
- Salat und Gemüse sind ideale Beilagen. Sie liefern viele Vitamine und wenig Fett.
- Es muss nicht immer ein üppiges Dessert sein. Eine Tasse Kaffee, ein Espresso oder ein Obstsalat bilden auch einen guten Abschluss.
- Verdauungsschnaps? Nein danke. Er regt die Verdauung keineswegs an, er blockiert sie eher. Kaffee ist besser geeignet.

Gezielt auswählen

Wenn Sie tagsüber fettarm essen, schadet ein abendlicher Restaurantbesuch sicher nicht. Deftige deutsche Hausmannskost ist für Sie jedoch wenig geeignet, eine leichte, feine Küche hingegen schon. Auch beim Italiener oder Asiaten finden Sie eine gute Auswahl, die Sie ohne Reue genießen können. Bei Pizza ist Zurückhaltung geboten, denn häufig nehmen Sie damit viel Fett zu sich. Bevorzugen Sie Pizza mit Gemüsebelag oder Thunfisch. Nudelgerichte sind dann empfehlenswert, wenn sie mit Tomaten- oder Gemüsesoßen zubereitet sind, weiße Soßen mit viel Sahne und Käse belasten indessen Ihr Fettkonto. Im Chinarestaurant sollten Sie Speisen mit gebackenem Fisch oder frittiertem Gemüse meiden. Auch Frühlingsrollen werden frittiert und sind daher sehr fettreich. Geflügel mit Haut, vor allem Ente, sollten Sie besser nicht bestellen.

Deutsche Küche

Gut geeignet	
Vorspeisen	Salate, Tomatensuppe; Zwiebelsuppe ohne Käse; Gemüsesuppe.
Hauptgerichte	Alle mageren Fleischsorten (Saucen extra reichen lassen); Schnitzel ohne Panade; kleines Steak; Fisch ohne Panade; Salatschüssel mit Hähnchen oder Schinken.
Beilagen	Alle Gemüsesorten; Salat, Kartoffelsalat (ohne Mayonnaise); Reis; Nudeln; Kartoffeln (Vorsicht: meist in Butter geschwenkt).
Dessert	Obstsalat; Fruchteis; Rote Grütze; Kaffee.

Italienisches Restaurant und Pizzeria

Gut geeignet	
Vorspeisen	Minestrone; Tomatensuppe; Melone mit Schinken; gegrilltes Gemüse; Tomaten mit Mozzarella; gemischter Salat; Bruschetta (geröstetes Brot mit Tomaten).
Primi Piatti und Hauptgerichte	Spaghetti Napoli; Penne all'arrabbiata; Nudeln mit Gemüsesaucen; Gnocchi mit Tomaten- oder Gemüsesauce; kleine Pizza mit Gemüse, Schinken, Pilzen; großer Salat; gegrillter Fisch oder gegrilltes Fleisch mit Kartoffeln und Gemüse.
Desserts	Obstsalat; kleines Fruchteis; Cappuccino (mit Milch); Espresso.

Asiatisches Restaurant

Gut geeignet	
Vorspeisen	Scharf-saure Suppe; Hühnersuppe mit Gemüse; Nudelsuppen; Sushi.
Hauptgerichte	Gerichte aus dem Wok (Gemüse, Fleisch oder Fisch); Reis- oder Glasnudeln mit Gemüse, Fleisch oder Fisch (sofern nicht gebacken); Gemüse-, Geflügel- oder Fischcurry; gedämpftes Gemüse; gedämpfter Fisch.
Desserts	Obst; Obstsalat; kleines Eis.

Einladungen

Wer auf seinen Cholesterinspiegel achten und sich fettarm ernähren muss, braucht Einladungen zum Essen oder zu Festen nicht abzulehnen. Informieren Sie Ihre Gastgeber kurz darüber, dass Sie auf Ihre Ernährung achten, am besten schon dann, wenn Sie die Einladung annehmen. Gute

Freunde haben Verständnis und bieten sicher etwas Geeignetes an. Das kommt auch den anderen Gästen zugute. Vielleicht können Sie selbst etwas Passendes beisteuern.

Wenn Sie Gastgeber sind, dann haben Sie es selbst in der Hand. Ihren Gästen wird nichts fehlen, wenn überwiegend gesunde und fettarme Speisen angeboten werden. Sorgen Sie außerdem dafür, dass immer genügend Wasser und andere alkoholfreie Getränke angeboten werden. Bieten Sie statt Chips doch mal frisches Obst an, am besten in Häppchen. Auch Grissini, die italienischen Knabberstangen, sind eine fettarme Alternative. Nicht immer muss sich alles ums Essen drehen. Natürlich können Sie Geschäftsfreunde nicht zum Spieleabend einladen. Gute Freunde jedoch schon.

TIPP

Verabredung zu Sport oder Kultur

Ausgehen muss nicht immer Essen gehen sein. Verabreden Sie sich doch mal zum Sport. Auch Kino, Theater oder Konzert bergen keinerlei Gefahren für den Cholesterinspiegel, es sei denn, es gibt anschließend ein üppiges Essen.

Fast Food und Imbiss

Fast Food und Imbiss – das ist meistens Frittiertes. Viel Fett, gesättigte Fette und oft noch Transfettsäuren machen das schnelle Essen unterwegs zu ungesunden Speisen. Wenn Heißhunger aufkommt oder der Geruch aus der Imbissbude verführt, sollten Sie gewappnet sein. Wenn Sie viel unterwegs sind, planen Sie Pausen und Mahlzeiten ein. Gehen Sie nicht erst zum Essen, wenn der Hunger schon zu groß ist.

Essen im Stehen und Gehen, nebenbei und in Eile verführt zu größeren Portionen und fettreichen Speisen.

Damit Sie nicht ausgehungert bei der nächsten Gelegenheit schwach werden, sollten Sie immer einen gesunden Snack in der Tasche haben. Gut geeignet sind: Obst, fettarme Milchprodukte, Fruchtschnitten, Käse- oder Schinkenbrötchen. Wasser oder Fruchtsaftschorle sollten ebenfalls immer dabei sein. Wenn es doch mal ein Teilchen aus der Bäckerei oder etwas vom Imbiss oder Schnellrestaurant sein soll, wählen Sie das Richtige aus.

Empfehlenswerte und weniger geeignete Snacks

Lebensmittel	Kalorien	Fett in g
Hier können Sie zugreifen		
Apfel	70	< 1
Apfelkuchen aus Hefeteig, Stück	140	3
Banane	110	< 1
Fruchtbuttermilch, $^{1}/_{4}$ l	150	1
Fruchtjogurt (3,5 % Fett), 150 g	150	5
Löffelbiskuits, 5 Stück	105	2
Fruchtschnitte, Aprikose	153	2
Milcheis, klein	35	1
Vollkornbrötchen mit Schinken (ohne Butter)	170	2
Vollkornbrötchen mit Mozzarella und Tomate	220	7
Das sollten Sie meiden		
Bratwurst mit Brötchen	390	26
Brötchen mit Salami	380	28
Croissant	510	34
Currywurst mit Brötchen	415	24
Erdnüsse, 100 g	560	48
Käsesahnetorte, Stück	315	14

Lebensmittel	Kalorien	Fett in g
Nusseis, Tüte	255	16
Pommes frites mit Mayonnaise, Portion	280	21
Sahnejogurt (10 % Fett), 150 g	177	15
Schinkenhörnchen	375	29

Am Arbeitsplatz

Am Schreibtisch nebenbei ein Müsliriegel, in der Mittagspause schnell eine Currywurst, am Nachmittag ein Glas Sekt und ein paar Häppchen beim kleinen Umtrunk mit Kollegen, kommt Ihnen das bekannt vor? Auch wenn der Arbeitsalltag manchmal stressig ist, Zeit für eine gesunde Mahlzeit muss sein. Überlegen Sie einmal, was Sie in den letzten Tagen während der Arbeit gegessen haben und wie Sie es gegessen haben. Nebenbei, mit Kollegen in der Kantine, unterwegs im Auto, am Bahnhof? Vielleicht denken Sie jetzt, Sie können sich nur zu Hause fettarm ernähren und außer Haus geht es kaum. Es geht, und es ist gar nicht so schwierig. Eine kritische Bestandsaufnahme der Gewohnheiten und ein wenig Planung müssen allerdings sein.

Ein gemeinsames Essen mit den Kollegen lockert den Arbeitsalltag auf. Schön, wenn es eine gute Kantine gibt. Doch hier wird nicht nur Gesundes serviert. Nehmen Sie sich Zeit, um das Angebot in aller Ruhe zu studieren und kritisch unter die Lupe zu nehmen. Manchmal hat sich eine gewisse Routine eingeschlichen und man greift aus Gewohnheit immer zum Tagesangebot. Dabei gibt es vielleicht ein Salatbuffet oder ein vegetarisches Gericht. Leichte Kost und kleine Portionen erleichtern nach der Pause den Wiedereinstieg in die Arbeit. Ein üppiges fett- und eiweißreiches Essen liegt schwer im Magen. Die anstrengende Verdauungsarbeit entzieht dem Kopf wertvolle Energie. Die Folge: Müdigkeit und

Konzentrationsschwierigkeiten. Wenn die Mittagspause nicht allzu knapp bemessen ist, reicht es vielleicht noch für einen kleinen Spaziergang. Vor allem im Winter ist das für Berufstätige meist die einzige Möglichkeit, während der Woche ein paar Sonnenstrahlen einzufangen.

Selbstversorgung

Sie gehen ohne Frühstück aus dem Haus und holen sich ein Teilchen aus der Bäckerei? Croissants, süße Teilchen und belegte Brötchen enthalten meist reichlich Fett und wenig Vitamine und Mineralstoffe. Das ist kein guter Start in den Tag. Ein selbstgemachtes Frühstück sorgt für einen besseren Tagesbeginn. Stehen Sie ein bisschen eher auf und mischen Sie sich etwas Joghurt mit Obst und ein paar Frühstücksflocken. Schnell geht es mit tiefgekühltem Obst, zum Beispiel Beeren. Auch eine Scheibe Brot ist schnell hergerichtet, dazu eine Tasse Tee oder Kaffee und der Tag kann beginnen.

Nicht nur belegte Brote

Täglich ein warmes Essen – das muss nicht unbedingt sein. Eine gute Versorgung mit allen wichtigen Nährstoffen ist mit kalten und warmen Speisen gleichermaßen möglich. Wer mittags nur Brote und Salat zu sich genommen hat, der möchte vielleicht am Abend ein warmes Essen genießen. Doch hier ist ein wenig Vorsicht geboten. Denn allzu leicht fällt das Essen üppig aus. Und wenn man sich anschließend nicht mehr bewegt, können sich überzählige Kalorien leicht in Fettpolster verwandeln. Wenn Sie nicht im Betriebsrestaurant essen können, haben Sie sicher schon verschiedene Varianten der Selbstversorgung ausprobiert. Imbissstände und Schnellrestaurants bieten meist wenig Fettarmes an. Die bessere Variante ist häufig das Selbstgemachte. Zugegeben, das macht ein bisschen Arbeit, bei guter Planung hält sich der Zeitaufwand jedoch in Grenzen. Planen Sie bei der Zubereitung des Abendessens schon das Mittagessen für den nächsten Tag ein. Wenn es Nudeln oder Reis gibt, kann man einfach die entsprechende Menge mehr kochen und für den nächsten Tag einen Nudel- oder Reissalat zubereiten.

- Belegen Sie Brote nicht schon am Abend. Nehmen Sie Brot und Belag getrennt mit. Beides bleibt in Frischhaltefolie oder einer gut schließbaren Dose frisch.
- Ergänzen Sie Ihre Brote kurz vor dem Verzehr mit Radieschen, Paprikastreifen, Kresse oder Gurkenscheiben. Das bringt Frische und Vitamine.
- Probieren Sie mal Gemüsesticks (aus Möhren, Paprika, Kohlrabi) mit Kräuterquark.
- Salat lässt sich gut mitnehmen. Er muss jedoch im Kühlschrank aufbewahrt werden. Nehmen Sie Salat und Dressing immer getrennt mit. Gut geeignet sind Blattsalate, Möhren, Kohlrabi, Fenchel, Tomaten oder Gurken. Das Gemüse können Sie schon am Abend zerkleinern. In einer gut verschließbaren Box hält es sich frisch. Auch das Dressing lässt sich gut vorbereiten.
- Sattmacher-Salate wie Nudel-, Reis- oder Kartoffelsalat bringen Sie ebenfalls gut durch den Arbeitstag. Ergänzen Sie die Salate immer mit Gemüse und frischen Kräutern.
- Planen Sie Zwischenmahlzeiten ein. Dafür eignen sich besonders Obst, Joghurt oder andere fettarme Milchprodukte.
- Vergessen Sie das Trinken nicht. Kaffee und (schwarzer) Tee in kleinen Mengen sind okay. Die besseren Durstlöscher sind jedoch Wasser, Fruchtsaftschorle, Kräuter- und Früchtetees.

Service

Adressen und Internetseiten, die weiterhelfen

Bei verpackten Lebensmitteln finden Sie auf dem Etikett die Adresse, Telefonnummer oder die Internetseite des Herstellers. So können Sie jederzeit nachfragen, wenn Sie mehr Informationen zum Produkt möchten.

www.aid.de
Seite des aid Infodienst Verbraucherschutz, Ernährung, Landwirtschaft und Forsten. Viele Informationen über Ernährungsthemen und Lebensmittel, Broschüren.

www.dge.de
Deutsche Gesellschaft für Ernährung: Wissenschaftliche Informationen und Empfehlungen zur Ernährung allgemein und bei ernährungsbedingten Erkrankungen, Broschüren.

www.dgk.org
Deutsche Gesellschaft für Kardiologie
Herz- und Kreislaufforschung e.V.
Achenbachstraße 43
40237 Düsseldorf
Tel.: 0211/600 69 20

www.ernaehrung.de
Ausführliche Informationen über Ernährung, Ernährung bei besonderen Erkrankungen, auch Tipps zur Ernährung bei Fettstoffwechselstörungen.

www.lipid-liga.de
Deutsche Gesellschaft zur Bekämpfung von Fettstoffwechselstörungen und ihren Folgeerkrankungen DGFF e.V.
Waldklausenweg 20
81377 München
Tel.: 089/719 10 01

www.was-wir-essen.de
Seite des aid infodienst Verbraucherschutz, Ernährung, Landwirtschaft e.V., in Kooperation mit Bundesministerium für Ernährung, Landwirtschaft und Verbraucherschutz. Viele Ernährungsthemen, Foren mit der Möglichkeit, Experten zu fragen.

Bücher zum Weiterlesen

Iburg, Anne. Köstlich essen – Cholesterin senken. Stuttgart: Trias Verlag; 2006

Schmiedel, Volker. Cholesterin – 99 verblüffende Tatsachen. Stuttgart Trias Verlag; 2006

Verzeichnis der Lebensmittel

Verzeichnis der Lebensmittel

Liebe Leserin, lieber Leser,
hat Ihnen dieses Buch weitergeholfen? Für Anregungen, Kritik, aber auch für Lob sind wir offen. So können wir in Zukunft noch besser auf Ihre Wünsche eingehen. Schreiben Sie uns, denn Ihre Meinung zählt!

Ihr TRIAS Verlag

E-Mail-Leserservice:
heike.schmid@medizinverlage.de

Adresse:
Lektorat TRIAS Verlag,
Postfach 30 05 04, 70445 Stuttgart
Fax: 0711 - 8931 - 748

Bibliografische Information
der Deutschen Nationalbibliothek
Die Deutsche Nationalbibliothek verzeichnet diese Publikation in der Deutschen Nationalbibliografie; detaillierte bibliografische Daten sind im Internet
über http://dnb.d-nb.de abrufbar.

Programmplanung: Uta Spieldiener
Redaktion: Anne Bleick

Umschlaggestaltung und Layout: CYCLUS Visuelle Kommunikation, Stuttgart

Bildnachweis:
Umschlagfoto: Gettyimages und Stockfood
Fotos im Innenteil: MEV: S. 7, 94/95; Photo Alto: S. 5, 6, 40/41; Pixland: S. 4, 10/11
Die abgebildeten Personen haben in keiner Weise etwas mit der Krankheit zu tun.

2., vollständig überarbeitete Auflage

Oswald-Hesse-Straße 50, 70469 Stuttgart
Printed in Germany

Satz: Fotosatz Buck, Kumhausen
gesetzt in InDesign CS3
Druck: AZ Druck und Datentechnik GmbH, Kempten

Gedruckt auf chlorfrei gebleichtem Papier

ISBN 978-3-8304-3514-3 1 2 3 4 5 6

Wichtiger Hinweis: Wie jede Wissenschaft ist die Medizin ständigen Entwicklungen unterworfen. Forschung und klinische Erfahrung erweitern unsere Erkenntnisse, insbesondere was Behandlung und medikamentöse Therapie anbelangt. Soweit in diesem Werk eine Dosierung oder eine Applikation erwähnt wird, darf der Leser zwar darauf vertrauen, dass Autoren, Herausgeber und Verlag große Sorgfalt darauf verwandt haben, dass diese Angabe dem **Wissensstand bei Fertigstellung des Werkes** entspricht.
Die Ratschläge und Empfehlungen dieses Buches wurden vom Autor und Verlag nach bestem Wissen und Gewissen erarbeitet und sorgfältig geprüft. Dennoch kann eine Garantie nicht übernommen werden. Eine Haftung des Autors, des Verlages oder seiner Beauftragten für Personen-, Sach- oder Vermögensschäden ist ausgeschlossen.